VOCÊ SÓ VIVE UM *milagre* QUANDO NÃO DESISTE

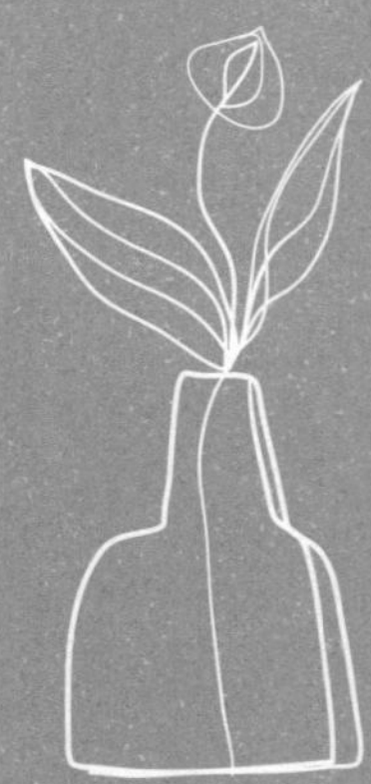

Caro Leitor,

Queremos saber sua opinião sobre nossos livros.
Após a leitura, curta-nos no facebook.com/editoragentebr,
siga-nos no Twitter @EditoraGente
e no Instagram @editoragente
e visite-nos no site www.editoragente.com.br.
Cadastre-se e contribua com sugestões, críticas ou elogios.

AMANDA VERAS

VOCÊ SÓ VIVE UM *milagre* QUANDO NÃO DESISTE

Gente
AUTORIDADE

Diretora
Rosely Boschini
Gerente Editorial
Carolina Rocha
Editora
Franciane Batagin
Assistente Editorial
Alanne Maria
Produção Gráfica
Fábio Esteves
Preparação
Julian Guilherme F. Guimarães
Foto de Capa
Josiane Girardelo
Capa, Projeto Gráfico e Diagramação
Vanessa Lima
Revisão
Andreia Shiroma e
Algo Novo Editorial
Impressão
Edições Loyola

Rua Original, 141/143 – Sumarezinho
São Paulo, SP – CEP 05435-050
Telefone: (11) 3670-2500
Site: www.editoragente.com.br
E-mail: gente@editoragente.com.br

Todas as citações bíblicas foram padronizadas de acordo com a Nova Versão Internacional (NVI), disponível em https://www.bibliaonline.com.br/nvi.

Dados Internacionais de Catálogo na Publicação (CIP)
Angélica Ilacqua CRB-8/7057

Veras, Amanda
Você só vive um milagre quando não desiste / Amanda Veras. — São Paulo: Gente Autoridade, 2021.
192 p.

ISBN 978-65-88523-13-1

1. Autoajuda 2. Desenvolvimento pessoal 3. Deus 4. Espiritualidade I. Título

21-2766 CDD 158.1

Índice para catálogo sistemático:
1. Autoajuda

NOTA DA PUBLISHER

Para começar esta nota, gostaria de contar um pouco sobre a minha história com Amanda Veras. Quando a conheci, durante a Imersão Best-Seller, ela encheu de lágrimas os olhos de todos os participantes, inclusive os meus, com uma trajetória comovente de luta, superação e muita fé – me conquistando com sua intensidade que trasborda emoção, alegria e energia.

Amanda traz neste livro a sua jornada de fé ao enfrentar um diagnóstico que poderia ter sido o fim de tudo, mas que, na realidade, transformou-se em um lindo recomeço – para ela, para a sua família e para todos ao seu redor.

Você só vive um milagre quando não desiste é uma prova que em nossa vida podemos seguir diversos caminhos. Alguns são escolhidos, outros não, mas a certeza que temos é de que nenhuma trajetória é fácil. Pelo contrário, ela é árdua e cheia de obstáculos que precisam ser superados. Aqui você encontrará um pouco sobre o caminho que esta autora querida trilhou e como ele poderá ajudá-lo a se reencontrar também, com leveza, fé e muita dedicação ao propósito de vida. Nossas experiências de vida moldam a nossa jornada, então devemos persistir na busca e na transformação.

Aceite este convite para aprender todos os dias, para jamais desistir de si mesmo e para viver uma vida mais feliz encontrando o verdadeiro milagre que está dentro de nós mesmos.

Boa leitura!

ROSELY BOSCHINI – CEO e Publisher da Editora Gente

Dedicatória

Dedico este livro a Deus, pois Ele preparou cada palavra dessas páginas para você, que agora tem *Você só vive um milagre quando não desiste* em mãos.

Dedico ao meu marido, Alciomar Veras, e aos nossos filhos.

Para além da leitura, este livro é fruto das experiências vividas por uma jovem mulher, esposa, mãe e serva de Deus que viveu uma fase de dor, de renúncias, de batalha e de compreensão do amor do Pai e que, por meio desse amor, nutrida pela fé, acreditou que viveria o milagre.

Dedico esta história repleta de experiências a todas as almas inquietas que navegam nas tempestades de más notícias. Dedico para que você seja uma pessoa inspirada a crer que tudo passa e que você só vive um milagre quando não desiste!

Que em tudo o Senhor seja visto;
Que em tudo o Senhor seja exaltado;
Que em tudo o Senhor seja glorificado.

Às vezes, vejo a vida de tantas pessoas;

Às vezes, enxergo a alma daqueles que se permitem ser vistos.

Permitir-se ser enxergado é um ato de coragem;

Desnudar a alma e expor as suas aflições a quem de fato pode contribuir de maneira positiva no processo de ressignificação da sua história requer ser vulnerável e confiar em quem merece sua confiança.

Um dia eu entreguei meu coração a Deus e disse a Ele:

De Ti não tenho o que esconder!

Deus o vê e Ele o enxerga melhor do que ninguém.

Na multidão de inquietudes da sua alma, Ele é a cura!

Então, permita que Ele enxergue além e cure tudo o que precisa ser curado!

Abrace a cura, viva o milagre.

Confie!

Com Ele, tudo é possível!

Acredite, vá em frente, enfrente!

Você só vive um milagre quando não desiste!

Agradecimentos

Ao receber o diagnóstico de qualquer enfermidade, é natural o medo e a dificuldade para enfrentar a doença, mas somos nós quem decidimos abraçar a cura. Embora seja difícil, essa é uma decisão que precisamos tomar se quisermos vencer as batalhas que a vida nos apresenta, ressignificando e transformando a nossa história de dor em crescimento, inspiração e saúde.

Abraçar a cura é um processo que se inicia dentro de cada um de nós e só o **tempo** assenta a tempestade de más notícias e nos faz compreender o que acontece além da dor, mostrando que, apesar dela, tudo passa e passará.

Para suportá-la junto da espera da cura, contei com braços que acolheram e sustentaram o meu olhar com fé, apesar das tantas e tantas vezes que desejei desistir. Por isso, agradeço à minha família e aos amigos mais próximos que irmãos. Agradeço às pessoas que se ajoelharam e clamaram a Deus pela minha vida e pela restauração da minha saúde sem ao menos me conhecerem. Agradeço à equipe multidisciplinar que se engajou em minha recuperação e em nenhum momento permitiu que eu deixasse a peteca cair.

Alciomar, meu amor, você é, sem dúvidas, o melhor de Deus para mim. Alguém imperfeito, sim, mas com o coração que se permite habitar por aquele que é perfeito, alguém em que nós jamais encontraremos erros ou defeitos, o cordeiro perfeito: Jesus. No amor da renúncia Dele, somos livres e curados de todas as enfermidades, de toda a condenação e, assim, aperfeiçoados no perfeito amor de Cristo. Seguiremos neste cordão de três dobras que jamais se quebrará. Eu te amo hoje, amanhã e eternamente! Agradeço a você, que sempre esteve ao meu lado, e aos meninos, que sempre fizeram com que eu acreditasse que tudo passaria. E tudo passou. Minha vitória hoje rega a fé de muitas pessoas, inspirando e encorajando-as a não desistir! Obrigada por tornar a nossa história realidade.

Heitor e Rafael, meus filhos amados, agradeço a vocês, por todo amor e compreensão quando a mamãe ficou "dodói". Vocês me ajudaram a dizer câncer – o nome do meu dodói – em voz alta e me ajudaram a encarar essa batalha. Obrigada, meus filhos, por nunca me deixarem desistir! Vocês são a minha vida!

Mãe, você literalmente deixou a sua vida de lado para cuidar de mim. Lembro-me da senhora ajoelhada ao meu lado durante as sessões de quimioterapia, ou de quando insistia para que eu comesse um pouco. Meu eterno muito obrigada. Você gerou cada parte de mim. Cuidou e amou todas elas. Hoje sou fruto de tudo o que você plantou. Eu a amo e dedico todas as palavras desta obra a você!

Pai, você está em todos os momentos da minha história, nos veremos na eternidade! Até lá, registro aqui meu obrigada pelos ensinamentos e por tanto cuidado. Herdei de você a compaixão que guardo em meu coração para as pessoas.

Dedico este livro à minha sogra, Auzair, uma segunda mãe para mim; às minhas cunhadas Francialza e Natália, por todo amor e cuidado. À minha irmã Ariane, aos meus tios e tias, parentes e amigos. Muito, muito obrigada!

Clara Linda, você foi a amiga-irmã que Deus me presenteou!

Janice, você está em cada revisão, ajuste, palavra e entrega da obra. Obrigada por me ajudar a materializar este sonho. Obrigada também pela paciência e pelo amor.

Adriana, credito a você as conexões para que a obra fosse concluída e alcançasse tantas pessoas. Suas ideias extraordinárias, sua amizade e seu amor pelo projeto estão presentes em cada pedacinho da jornada em que o livro é apenas o começo.

Marielle, você segurou a corda em tempos de dor e jamais me esquecerei de toda a sua entrega ao assumir os negócios em um momento tão desafiador. Sua amizade é um presente para mim.

Minha gratidão à equipe médica do departamento de oncologia, em especial ao dr. Paulo Hoff, pelo exímio trabalho na condução do meu caso.

Ao dr. Bernardo Goricochea, obrigada pelo empenho na pesquisa genética e obrigada pelo excelente trabalho de rastreio e prevenção.

Ao dr. Danilo Fonseca, minha eterna gratidão. Pedi a Deus um bom médico em Teresina e ele me presenteou com um médico e um amigo que trouxe esperança em momentos de dor. Um médico humano, acolhedor e cuidadoso, um verdadeiro instrumento de Deus para que hoje eu estivesse aqui.

Fátima Emérito, receba minha gratidão por me apresentar a Psicologia como instrumento de ressignificação da vida. Hoje devolvo tanto aprendizado para a vida de outras pessoas.

Ao dr. José Rodrigues, um cirurgião exemplar, pela humanização durante o pós-operatório.

Ao pastor Alzugaray e à pastora Teresa. Pastor, o senhor foi um pai em toda a trajetória dessa batalha e da minha vida. Grande parte da Amanda que sou hoje e da esposa que me tornei é fruto dos seus aconselhamentos e do seu pastoreio. Jamais saberei expressar a minha gratidão por todo o amor dedicado a mim e a minha família.

Aos irmãos e às irmãs da Jornada Igreja Batista, por todas as orações, acolhimento e demonstração de carinho.

Aos meus pastores Fred e Flavia Arrais, por serem fonte de inspiração e por sempre acreditarem nos planos de Deus para a minha vida e a da minha família. Pela amizade, pelos conselhos e por pastorearem o meu coração, o do meu marido e o dos nossos filhos. Este livro é fruto do legado de vocês.

Aos amigos da Igreja Angelim Teresina, pelo amor e carinho, por partilharem com excelência tudo aquilo que o Pai nos tem confiado.

À Editora Gente, pelo carinho, excelência e competência neste trabalho, minha gratidão.

AMANDA VERAS

Sumário

Prefácio

Câncer é uma palavra difícil de dizer. A garganta seca, a palavra demora a sair, tentamos até encontrar outro termo para dar nome a um desafio tão grande. Já ouvi alguns nomeando de "CA", ou até mesmo de "aquela doença maldita", e por aí vai.

Talvez por tudo o que representa, toda a luta que está envolvida na vida daqueles que enfrentaram ou enfrentarão a guerra contra o câncer, o nome da enfermidade ainda assusta a muitos.

Uma doença que, além de ferir o corpo, machuca a alma, rouba lentamente a energia e a esperança de muitos seres humanos, fragiliza e destrói sonhos.

Uma vida corrida, estressada e sem o desenvolvimento de uma espiritualidade sadia pode representar futuros problemas emocionais sérios, como ansiedade, depressão e estresse, que podem estar ligados ao surgimento de tipos mais graves de câncer.

Mente acelerada, alimentação disfuncional, falta de tempo para falar com Deus, falta de tempo para sentar à mesa com os amigos e com a família... e vamos vivendo como se fôssemos eternos, como se o tempo nunca fosse acabar.

Gosto de pensar que algumas pessoas encontram Deus ladeira acima, pois tendemos a considerar que todo grande desafio da vida, tais como enfrentar uma enfermidade, perder alguém que amamos muito, quebrar uma empresa ou estar atrasado em nossos projetos por fatores que não controlamos, é sempre mau, porque nosso cérebro busca conforto e prazer, então achamos que todo grande problema é sempre fruto de uma força maligna tentando nos destruir.

Eu considero isso demasiadamente místico. E, como disse meu escritor preferido, Timothy Keller, o diabo gosta de dois tipos de pessoas: céticos e místicos.

Eu prefiro pautar minha fé e vida com Deus no equilíbrio, sabendo que coisas ruins acontecem com pessoas boas, que vivemos em um mundo cheio de desequilíbrio e injustiça, e que só teremos uma vida realmente perfeita na eternidade.

Um dos grandes personagens bíblicos é o apóstolo Paulo, que muito sabiamente escreveu à igreja que nascia em Roma: "Sabemos que Deus age em todas as coisas para o bem daqueles que o amam, dos que foram chamados de acordo com o seu propósito" (Romanos 8:28).

Deus age **em todas as coisas**, você notou isso também?

SÓ TEREMOS UMA VIDA REALMENTE PERFEITA NA ETERNIDADE.

ternidade

Esse fato me faz crer que até mesmo experiências dolorosas podem revelar Deus e trazer uma perspectiva nova da vida a todos aqueles que humildemente se submetem ao processo de enfrentar a dor e continuar crendo.

Amanda Veras é fruto disso: uma mãe, esposa e mulher jovem cheia de sonhos que, de uma manhã servindo na igreja, passou rapidamente à mesa de cirurgia para então descobrir que agora tinha um Golias desafiando os planos e o propósito estabelecidos até então em sua vida!

Na história de Davi e Golias, sabemos quem venceu – não foi o mais forte. Foi aquele que lutou ao lado de Deus.

Quero encorajar você a ler este livro, que contém lágrimas, dores, dúvidas, gritos de clamor por cura e pelo fim de uma estação de dor.

Sabemos que Golias não esteve diante de Davi para destruí-lo, mas sim para promovê-lo. E assim devemos enfrentar todo gigante que surge em nossa vida tentando nos destruir.

Amanda tem autoridade para falar desse assunto, ela possui marcas na alma e no corpo, mas carrega, sobretudo, vida.

De uma experiência de quase morte para uma vida abundante em família e na presença de Deus, que você receba ânimo e força ao ler este livro para permanecer acreditando que Deus age em todas as coisas, até nas ruins.

FRED ARRAIS

Capítulo 1

DEUS EM MINHA VIDA

"Meus ouvidos já tinham ouvido a teu respeito,
mas agora os meus olhos te viram."

(Jó 42:5)

Minha infância é repleta de lembranças! Algumas delas são aguçadas e ativadas imediatamente em momentos do dia a dia de diversas formas. Um desses momentos aconteceu recentemente, enquanto preparava o lanche dos meus filhos para a escola.

Ao enrolar a bisnaguinha cheia de requeijão no papel-alumínio, uma memória olfativa saltou no meu cérebro, e quase imediatamente pude reviver aquele momento em que eu tinha entre 4 e 5 anos e estava no recreio da escola, sentada para lanchar.

No entanto, mais do que a lembrança daquela ocasião, mais do que o cheiro do lanche, fui envolvida pelas boas recordações do cuidado da minha mãe para comigo. De repente, percebi-me sorrindo, sentindo e vivendo aquele ato de amor e, com o mesmo gesto, transferindo o que recebi da minha mãe para os meus filhos.

O amor sempre esteve presente em minha vida, não da forma e da maneira que hoje entendo, mas, ao olhar para trás e ver as lembranças de minha infância, sempre pude sentir Deus perto de mim...

Confesso que esse sentir, no início, era mais por um ato de religiosidade do que por uma experiência. O medo era maior do que o amor, o medo em não decepcionar Deus e as pessoas, o medo de errar e não ser aprovada, o medo de não fazer corretamente o que a mim era solicitado.

Então eu via e entendia Deus como alguém que me amava, mas eu não experimentava desse amor, pois Ele era algo distante para mim.

Acredito que muitas pessoas também são criadas assim: inseridas em um contexto religioso, sem uma experiência de fato com Deus.

Posso relacionar essa fase da minha vida com a história de Jó, em que ele ouvia falar de Deus cumprindo seus atos religiosos, sendo um homem bom.

> "Na terra de Uz vivia
> um homem chamado Jó.
> Era homem íntegro e justo;
> temia a Deus e evitava o mal."
>
> (Jó 1:1)

Vemos um homem em Jó, capítulo 1, e vemos outro em Jó, capítulo 42. Em Jó 1, observamos um homem íntegro, reto e temente a Deus, que se desviava do mal. Um homem que conhecia a Deus de ouvir falar. Em Jó, vemos um homem experimentado em Deus e que agora não O conhecia de ouvir falar, mas O via com os próprios olhos.

Após uma experiência com Deus, Jó experimenta um novo nível de relacionamento. Ao sair de uma visão conceitual e religiosa sobre quem era Deus, mudou sua concepção para uma revelação experimentada de um Deus zeloso, bondoso e amoroso, de um Pai que não muda de acordo com as circunstâncias, mas que permanece imutável em sua essência! Deus é o mesmo em todo tempo, e em todo o tempo Ele é bom!

Enquanto escrevo estas palavras, a minha oração é que, se você conhece Deus de ouvir falar, você possa experimentar um novo nível de relacionamento com Ele.

Para dizer como Jó: "Meus ouvidos já tinham ouvido a teu respeito, mas agora os meus olhos te viram" (Jó 42:5). Eu era a Amanda que ouvia falar de Deus... e ouvia de uma maneira bem severa, se assim posso dizer. Entenda essa severidade como respeito, mas também como algo distante. Deus para mim era alguém sobrenaturalmente respeitado, honrado, que devíamos amar, mas distante, inacessível...

Minha mãe me mandava ir às missas, à catequese, à crisma, e assim eu participava de todos os ritos eclesiásticos, mas era apenas enviada, e não acompanhada. Ela professava a fé católica, e me lembro de que em minha casa havia uma belíssima Bíblia, com capa dourada, que ficava sobre um móvel no armário da sala. Essa Bíblia ficava aberta no Salmo 91, no qual o salmista Davi descreve sobre confiar em Deus mesmo nas adversidades.

Era de praxe que, ao passar pela Bíblia, algumas pessoas se benzessem, já outras apenas passavam... e eu sempre observava essa dança de comportamentos distintos de cada adulto que, ao passar pela sala da minha casa, percebia a Bíblia naquele espaço, o que me levava a pensar: *Uau! Meu Deus, este é um livro muito precioso, muito especial, que não dá nem para tocarmos nele.*

Essa era então a minha percepção acerca da Bíblia – a palavra de Deus respeitável, porém intocável!

Esse entendimento equivocado sobre a Bíblia causava um sentimento de medo em meu coração, sentimento esse que só aumentava quando me instruíam que, ao dormir, tinha de rezar a Ave Maria e o Credo. No entanto, o Credo não poderia ser rezado somente "em partes", mas sim ele por completo, pois, caso isso não acontecesse, eu estaria cometendo um grave pecado!

Você pode estar lendo essas linhas e achando tudo muito maluco, não é? Acontece que essa é a minha história, o relato, na verdade, de uma mente religiosa que via e entendia Deus como alguém onisciente, onipotente e onipresente, mas, ao mesmo tempo, como um ser de caráter punitivo e distante.

Como eu temia ser castigada por Deus caso não completasse a reza! Como eu temia a Deus não por respeito e entendimento de quem Ele é, mas pelo simples fato de não conhecer a mensagem da Bíblia.

E essa era a minha busca: eu procurava, sem nem entender como, responder desde muito jovem: Deus me ama? Mas como é esse amor?

DEUS É
O MESMO EM
TODO TEMPO,
E EM TODO
O TEMPO
ELE É BOM!

Todas as noites, minha mãe dizia: "Reza a Ave Maria. Reza o Pai Nosso. Reza o Credo antes de dormir". Mas eu não conseguia decorar o Credo porque, quando estava na metade, sempre pegava no sono. No dia seguinte, pensava: *Meu Deus, e se algo ruim acontecer porque não rezei o Credo todo?*

Tinha medo de ser castigada por não ter feito a oração por completo, e esse medo sempre era acompanhado pela culpa, outro sentimento constante em minha vida.

Assim, era essa a concepção que eu tinha de Deus.

O tempo foi passando e eu permanecia frequentando as missas e novenas, mas eu apenas ia, rezava e continuava realizando as atividades que me levavam a escutar dos meus pais e familiares que eu era uma boa menina. E como escutar isso era bom, eu simplesmente cumpria as tarefas e direções que meus pais me orientavam.

O tempo passava e eu não sentia a presença de Deus em tudo que eu fazia. Eu "entendia" quem Deus era e a importância Dele em nossas vidas, mas permanecia sem compreender Seu amor...

Por mais que O buscasse, eu ainda O conhecia só de "ouvir falar".

Cheguei à idade adulta e, no ano de 2006, com 20 anos, comecei a jornada mais incrível que uma pessoa pode ter na vida: iniciei uma busca para entender verdadeiramente quem Deus é!

Deus me ama? Então, que amor é esse?

Deus é meu Pai? Que tipo de pai Ele é?

Deus me ama, mas eu não sinto esse amor Dele por mim, nem sinto que O amo como deveria!

Eu queria a revelação desse amor não pelas opiniões das pessoas, não a partir da experiência delas – eu precisava entender quem Deus era por meio da minha própria busca e da minha própria experiência.

Acredito fielmente no que o profeta Jeremias diz:

"Vocês me procurarão e me acharão quando me procurarem de todo o coração."

(Jeremias 29:13)

Deus se revela àqueles que verdadeiramente decidem buscá-lo!

E assim iniciei minha jornada: comecei a buscá-lo em todos os lugares onde me diziam que Ele poderia estar... Afinal de contas, sempre escutei que todos os caminhos levam a Deus, e acreditava nisso.

Mas logo entendi que nem todos os caminhos levam a Ele...

"Respondeu Jesus: 'Eu sou o caminho, a verdade e a vida. Ninguém vem ao Pai, a não ser por mim'."

(João 14:6)

Essa passagem em João mostra bem isso: há somente um caminho que nos leva ao Pai, e esse caminho é JESUS! Contudo, eu precisava das vivências que tive para compreender que Deus não habita em templos erguidos pelos homens, Ele habita em cada um daqueles que abrem as portas do coração e O convidam para entrar!

Lembro-me de que, certo dia, a convite de uma amiga muito querida, comecei a frequentar igrejas evangélicas. Por onde ela ia, eu a acompanhava. Nessa época, comecei a descobrir mais sobre Deus. Eu tinha sede por conhecê-lo. Já não me conformava em ir à igreja, assistir à missa e continuar do jeito que estava: simplesmente cumprindo um ritual eclesiástico. Eu queria ter uma experiência com Deus! Queria saber onde Ele estava e silenciar aquela inquietude do meu coração que sempre me levava à constatação de que faltava alguma coisa. Tomei a decisão de avançar, pois, se havia mais de Deus, eu queria esse mais!

Não havia alegria em meu coração. Eu estava sempre lá, passivamente, tentando encontrar Deus, buscando descobrir como Deus fazia parte da minha vida além dos momentos em que estava na missa ou com a Bíblia aberta no móvel da sala da casa dos meus pais.

Nessa minha busca, visitei diversas igrejas evangélicas. Uma das experiências mais inusitadas que vivi aconteceu durante a visita a uma igreja em que, no fim do culto, haveria o momento dos "vasos de revelação" – essa é uma das expressões utilizadas dentro da igreja evangélica, segundo a qual "vaso" refere-se a alguém que é utilizado por Deus, uma pessoa sendo um "vaso" nas mãos de Deus para revelar algo da parte Dele.

DEUS NÃO SE IMPORTA COM TEMPLOS SUNTUOSOS, ELE HABITA ONDE O BUSCAM VERDADEIRAMENTE!

Deus

Então lá estava eu, participando do culto e, em dado momento, as pessoas começaram a orar em outras línguas. Achei tudo aquilo superestranho.

Minha amiga me explicou que aquelas pessoas tinham o dom de línguas, por isso oravam em idiomas estranhos. Eu não acreditava em dons do Espírito Santo, não sabia nem o que era. Eu dizia: "Essas pessoas orando em outras línguas têm a mentalidade fraca, são almáticas, caem no chão só para aparecer...". Continuei sentada na ponta de um banco, tremendo inteira, morrendo de medo de tudo aquilo que eu via, achando a coisa mais estranha do mundo!

Em Atos 2, o texto sagrado relata o dia de Pentecostes, no qual os discípulos foram cheios do Espírito Santo.

> "Chegando o dia de Pentecoste, estavam todos reunidos num só lugar.
> De repente veio do céu um som, como de um vento muito forte, e encheu toda a casa na qual estavam assentados.
> E viram o que parecia línguas de fogo, que se separaram e pousaram sobre cada um deles.
> Todos ficaram cheios do Espírito Santo e começaram a falar noutras línguas, conforme o Espírito os capacitava."
>
> (Atos 2:1-4)

Contudo, o que aconteceu nesse dia na igreja que eu visitava foi algo bem diferente porque, no lugar de Deus, a presença que viram era do satanás.

Eu, que não conhecia nada, havia perguntado à minha amiga o que significava esse "momento dos vasos" que encerraria o culto. Ela me respondeu que era a ocasião em que Deus entrega uma palavra específica a uma pessoa e o Espírito Santo fala através da vida daquela pessoa.

E, dentro desse movimento todo, de repente, uma mulher se levantou e começou a gritar, dizendo que o diabo estava passando por ali. Fiquei em pânico e falei para a minha amiga que queria ir embora, afinal eu estava buscando Deus, e não o diabo. Eu tinha ido à igreja para ver Jesus, não para ver o satanás!

Continuei indo a todas as igrejas que minha amiga frequentava. A cada vivência, Deus guardava o meu coração e acrescentava discernimento e maturidade para compreender que nem todos os lugares que se autointitulam a casa de Deus de fato o são. Jesus já dizia isso: o joio tem um importante papel em meio ao trigo, pois, embora o joio se pareça com o trigo, trata-se, na verdade, de uma erva daninha – e precisamos ter discernimento para entender quem é joio e quem é trigo dentro da igreja.

Ao ler estas páginas, você também pode estar buscando conhecer mais de Deus. Você pode ser alguém que, assim como eu, escutava-o falar, e essa escuta promoveu dentro de si mesmo o desejo de conhecê-lo mais. Deus vê e enxerga o coração de cada criatura nesta terra, e se você é alguém que deseja conhecê-lo, lembre-se de que, apesar de haver joio, há trigo! Apesar de haver pessoas que não levam a sério a palavra de Deus, há aquelas que subsistem ao pecado e perseveram verdadeiramente em buscar mais de Deus.

Jesus lhes contou outra parábola, dizendo: "O Reino dos céus é como um homem que semeou boa semente em seu campo. Mas enquanto todos dormiam, veio o seu inimigo e semeou o joio no meio do trigo e se foi. Quando o trigo brotou e formou espigas, o joio também apareceu.

Os servos do dono do campo dirigiram-se a ele e disseram: 'O senhor não semeou boa semente em seu campo? Então, de onde veio o joio?'

'Um inimigo fez isso', respondeu ele. Os servos lhe perguntaram: 'O senhor quer que vamos tirá-lo?'

Ele respondeu: 'Não, porque, ao tirar o joio, vocês poderão arrancar com ele o trigo. Deixem que cresçam juntos até a colheita. Então direi aos encarregados da colheita: juntem primeiro o joio e amarrem-no em feixes para ser queimado; depois juntem o trigo e guardem-no no meu celeiro'".

(Mateus 13:24–30)

Deus sempre saberá a motivação do coração e assim conseguirá separar o joio do trigo! Sendo genuína minha busca e verdadeira a motivação em conhecê-lo, Deus preparou um dia e um lugar especial para falar comigo.

Eu gosto de dizer sempre que Jesus é simples e Ele se revelou a mim em um lugar simples, porque Deus não se importa com templos suntuosos, Ele habita onde o buscam verdadeiramente!

Deus achou por bem falar comigo em uma igreja bem pequenininha, que ficava na garagem de uma casa e contava apenas com seis membros. O pastor era meu tio, que havia se casado recentemente com minha tia. E ali, naquela igreja tão pequeninha, sem vaso de revelação, sem tanta gritaria... ali, enquanto cantavam uma canção, meu coração foi tocado pela primeira vez, e eu pude sentir o AMOR!

Eu o senti naquela adoração que cantamos, dizendo que eu era alguém com quem **Deus se importava e que eu tinha valor para ele**! Essa adoração moveu meu coração e eu me senti **importante para Deus**!

Mover do Espírito[1]

Quero que valorize o que você tem

Você é um ser, você é alguém

Tão importante para Deus

Nada de ficar sofrendo angústia e dor

Nesse seu complexo interior

Dizendo às vezes que não é ninguém

Eu venho falar do valor que você tem

Ah, eu venho falar

Do valor que você tem

Ele está em você, o Espírito Santo se move em você

Até com gemidos inexprimíveis, inexprimíveis

Daí você pode então perceber

Que pra ele há algo importante em você

Por isso, levante e cante, exalte ao Senhor

Você tem valor

O Espírito Santo se move em você

Você tem valor!

1 MOVER do Espírito. Armando Filho. *In*: Final Feliz. São Paulo: Bompastor, 1999.

Eu parei e comecei a perceber que dentro de mim muitos questionamentos começaram a emergir. *Como assim eu tinha valor para Deus? O Espírito Santo morava em mim?*

Eu não estava entendendo nada e, mesmo assim, comecei a chorar. Meu coração foi tomado por algo imensamente forte que eu não sabia explicar, um sentimento diferente de tudo que já havia experimentado. Isso foi traduzido pelas lágrimas que passaram a emergir dos meus olhos, lavando meu rosto e fazendo parecer que estavam lavando a minha alma também.

Eu, sem nunca ter vivido algo semelhante, pegava em meus cabelos e colocava à frente do rosto, morrendo de vergonha de as pessoas me virem chorando. Eu pensava: *Meu Deus, eu vou chorar na igreja dos crentes, Jesus? O que está acontecendo?*

Eu não conseguia segurar as lágrimas. Então, o pastor fez uma pergunta aos que estavam ali: "Se você hoje quer entregar sua vida para Jesus, entregar o controle, a situação para ele, eu quero orar por você".

Vi que era aquilo que eu queria, era aquilo de que eu precisava, mas não tinha coragem para ficar de pé e dizer: "Sim, eu quero Jesus!". A minha confissão pública de fé aconteceu mais tarde.

Então, ele fez uma oração linda, uma oração de confissão de fé, de entrega de vida para Jesus. Nesse dia, fiz essa oração, bem quietinha, sentada no banco onde eu estava. Lembro-me como se fosse hoje, eu disse assim: "Senhor Jesus, eu entrego minha vida em tuas mãos, eu me arrependo,

Senhor Jesus, das coisas que fiz até hoje, escreve meu nome no livro da vida. Senhor, minha vida é tua".

Eu tinha vivenciado a minha primeira experiência com Deus! Eu havia sentido Ele ali!

Acontece que a minha oração de confissão de fé foi acompanhada de uma segunda oração. Acrescentei à oração algo que eu queria muito: "Senhor Jesus, se você é o Deus dos 'crentes dessa igreja', entrego minha vida nas tuas mãos, e também quero lhe pedir mais algumas coisas... Jesus, eu quero me casar! Eu quero um homem honesto, trabalhador, que me ame e me respeite".

As condições eram essas. Já que agora a minha vida era Dele, e Ele estava ali, eu poderia pedir o que quisesse. E, para uma jovem de 20 anos, que sempre sonhou em casar, pedir a Deus um bom marido parecia o melhor de todos os pedidos!

Acrescentei ainda uma segunda parte à oração: "Deus, quero lhe pedir que as pessoas, ao olharem para a minha vida, vejam a ti! Vejam o teu agir, vejam a tua poderosa mão sobre mim!"

Comecei a gostar de ir para aquela igreja. As orações falavam comigo, as pessoas ali eram animadas e a mensagem sempre trazia algo novo para dentro de mim. Quando me dirigia para a minha casa, eu sempre saía diferente de como havia chegado.

Até então, eu só havia conhecido um Deus intangível e punitivo, e isso me dava muito medo. Aquele Deus era "diferente". Ele me acolhia, me

EU TINHA VIVENCIADO A MINHA PRIMEIRA EXPERIÊNCIA COM DEUS! EU HAVIA SENTIDO ELE ALI!

amava do jeito que eu era, e logo pude entender que ele desejava mudar a minha história!

Eu não tive qualquer discipulado desde que comecei a frequentar a igreja. Ninguém me explicou o que era o Antigo Testamento ou o Novo Testamento, ou como a Bíblia era dividida. Eu me lembro de que fui a uma livraria e comprei uma Bíblia de 10 reais. Comecei a ler sozinha, mas não entendia nada. Eu me perguntava onde estava escrito tudo aquilo que se falava na igreja?

Porém, de uma coisa eu tinha certeza: eu ia à igreja em busca de Deus e iria aprender a encontrá-lo!

Comecei a gostar cada vez mais de estar lá, de conhecer Deus, de assistir à pregação. Quando entreguei minha vida para Jesus, eu tinha uma convicção tão grande, mas tão grande de que aquele era o caminho que senti uma paz enorme, uma paz que excede o entendimento, uma paz que não sabia explicar e que guardava minha mente e meu coração (Filipenses 4:7).

Aos poucos fui descobrindo quem era Deus, e quem eu seria a partir desse encontro.

Logo compreendi que Deus era meu PAI, que me amava e que eu poderia enfrentar todas as coisas com Ele. Afinal de contas, não estava mais sozinha! Eu tinha encontrado Deus, tinha vivenciado uma experiência com Ele e entendia que, a despeito de toda e qualquer situação, eu já não estava mais sozinha.

Naquele dia na garagem, o primeiro dia em que fui à pequenina igreja, fiz a oração mais linda da minha vida e passei a ser filha de Deus! Assim como temos em João 1:12: "Contudo, aos que o receberam, aos que creram em seu nome, deu-lhes o direito de se tornarem filhos de Deus".

Agora eu era filha de Deus e minha vida estava totalmente entregue em suas mãos. Assim, Ele começou a escrever uma nova história...

Reflexão

"Os céus declaram a glória de Deus; o firmamento proclama a obra das suas mãos."

(Salmos 19:1)

É incrível ver como o tempo e as estações modificam os ambientes.

Pare e observe locais de invernos rígidos ou locais de ardente sol que podem promover sequidão, perceba como a natureza se transforma a cada estação apresentando uma nova decoração para aquele período.

Muitas vezes em nossas vidas, Deus faz da mesma maneira! A cada estação, uma nova decoração.

Essa decoração vai além do ambiente: ela é composta por pessoas, amigos...

Deus vai criando ambientes de conexões e, conectados com o mesmo propósito de manifestar o Reino de Deus, avançamos no chamado!

Ocorre que, em alguns momentos, nosso coração se fecha porque não nos achamos preparados para aquele ambiente, para aquela estação.

Quero te encorajar para que entenda que, quando Deus deseja realizar algo através de você, Ele começa a partir de você.

Não é pela sua força nem pelo seu poder, não é pela sua habilidade ou dom. Mas, como a palavra de Deus transcrita anteriormente diz, é pelo Espírito de Deus fluindo através de você, e isso de fato é um privilégio.

No outono, as folhas começam a cair das árvores, anunciando uma nova estação, e o que parece estar sem vida, na verdade está sendo preparado para florescer!

Entenda que os processos daquilo que Deus quer fazer em você e através de você levam tempo. Não desperdice o tempo que Deus tem lhe entregado!

A primavera só chega e as flores só florescem porque o outono preparou o ambiente para a próxima estação!

Deus está realizando coisas lindas na estação que você está vivendo, no ambiente em que você está inserido! Não despreze os pequenos começos daquilo que Deus está fazendo, mas se entregue e deixe florescer para um novo tempo de Deus na sua vida.

"Àquele que é capaz de fazer infinitamente
mais do que tudo o que pedimos ou pensamos,
de acordo com o seu poder que atua em nós."

(Efésios 3:20)

Porque infinitamente mais daquilo que você pensa e acha que é capaz de fazer, é aquilo que Deus tem para um coração em que Ele habita!

Creia nisso, não deixe a dúvida morar no seu coração!

Em poucas palavras...

Imaginar ser usado por Deus requer a ousadia de dar o primeiro passo para abrir o coração e entregar a Ele nossas vidas.

Exige romper com seus paradigmas e entender que, quando Ele habita em nós, somos instrumentos em Suas mãos para realizar a Sua boa obra – que começa em nós, no nosso interior, para que, cheios Dele, possamos transbordar na vida de outras pessoas. Afinal, só transbordamos aquilo de que somos cheios. Então, se Ele habita em mim, torno-me transbordante de Sua presença e de Seu amor!

Essa jornada de transformação da vida exige abrir mão daquilo que você acha que sabe ou pensa que entende, para simplesmente mergulhar profundamente na maior aventura de todas: a aventura de conhecer a Deus!

"Quem não tem o Espírito não aceita as coisas que vêm do Espírito de Deus, pois lhe são loucura; e não é capaz de entendê-las, porque elas são discernidas espiritualmente."

(1 Coríntios 2:14)

Quem entenderia tamanho amor? Amor de cruz, amor que tudo entregou, amor que venceu a morte e um alto preço pagou, por amar Ele se entregou, por amor seu sangue derramou, e hoje podemos ser livres da condenação eterna para uma vida eterna ao seu lado, simplesmente porque Ele amou!

Capítulo 2

UM NOVO COMEÇO

"Então o Senhor disse a Abrão: 'Saia da sua terra, do meio dos seus parentes e da casa de seu pai, e vá para a terra que eu lhe mostrarei. Farei de você um grande povo, e o abençoarei. Tornarei famoso o seu nome, e você será uma bênção'."

(Gênesis 12:1-2)

Não demorou muito tempo para que eu entendesse que o fato de ter encontrado Deus não significava que eu sabia tudo ou alguma coisa sobre Ele. Eu tinha uma sede por Ele que era insaciável e havia me convertido – entenda a conversão não como uma mudança de religião, mas como um processo de mudança em todas as áreas da vida, processo esse que permanece até os dias de hoje.

E mais ainda: não demorou muito tempo para que as coisas começassem a mudar de lugar, não só dentro de mim, mas fora também.

Aquela oração de todo o meu coração feita na igreja na primeira semana de dezembro de 2006 havia inaugurado um novo tempo, e eu sentia como se Deus estivesse escrevendo novas páginas, páginas de um recomeço, de uma nova vida!

Minha nova vida estava começando a ser escrita no fim do ano, e esse era um novo começo em clima de Natal. Essa era a minha época do ano preferida. Natal, tempo de reunir a família, tempo de comunhão, tempo de trocar abraços, tempo de presentes!

Como de costume, sempre nos reuníamos na casa de minha avó materna para auxiliá-la a organizar e preparar a casa para a noite de véspera de Natal. Ali, toda a família se juntava para a ceia. E foi no dia 23 de dezembro de 2006 que Deus permitiu que algo que parecia ser para o mal fosse, na verdade, uma boa obra para o bem.

> **"Sabemos que Deus age em todas as coisas para o bem daqueles que o amam, dos que foram chamados de acordo com o seu propósito."**
>
> **(Romanos 8:28)**

Eu já não governava mais a minha vida, agora ela estava exclusivamente nas mãos de Deus. E Ele começou a movimentar e renovar a minha história!

Nesse dia, fui cedo para a casa da minha avó, levando comigo minha cachorrinha *poodle*, bastante ativa, que chegou correndo pelo quintal. A minha avó, que ia descendo da escada, tropeçou na cachorrinha, caiu e torceu o pé.

Quando ela caiu, não sabia que era uma entorse e fui levá-la ao pronto-socorro.

Quando chegamos ao hospital, preenchi a ficha e aguardamos o atendimento com o médico ortopedista. Como estava demorando muito para sermos atendidas, bati na porta do consultório do médico e falei:

— Oi, doutor. Com licença, queria saber se vai demorar muito para chamar a minha avó...

Ele olhou para mim bem sério e falou:

— A senhora pode voltar, sentar e esperar sua vez.

Eu pensei: *Ai, que grosseiro.* Voltei, me sentei e aguardei aquele "nada simpático" doutor nos chamar. Mal eu sabia que estava, naquele momento, diante do meu futuro marido!

Após alguns minutos, escutei:

— Sra. Maria de Lourdes.

Então nos levantamos e entramos no consultório.

Ao atender minha avó, ele foi muito gentil, atencioso e bem-educado conosco, deixando para trás a primeira impressão e iniciando um amistoso diálogo...

— Sra. Maria de Lourdes, o que houve?

— Estávamos preparando a ceia de Natal, mas eu acabei sendo derrubada da escada pela cachorrinha de estimação da minha neta.

— A senhora está com dor?

— Sim, um pouco... mas preciso ficar boa, pois estamos preparando a ceia.

— Ah! É a senhora quem prepara a ceia?

— Sim, sou eu mesma!

— E de onde vem esse sotaque? A senhora é nordestina como eu?

— Sim, sou baiana! E você?

— Sou do Piauí.

— Eita, terra boa! Já moro em Santo André há mais de cinquenta anos.

— Onde a senhora mora?

— Moro na rua das Figueiras, aqui pertinho. Perto da Padaria Brasileira.

— Sim, eu conheço! Então vamos lá, minha conterrânea nordestina, aos exames...

Ele realizou o exame físico, pediu um raio X e saímos juntos da sala de consulta para a de exames. Do consultório, ele nos acompanhou até a sala de gesso, o que achei bem estranho, afinal de contas foi um técnico que fez tudo. Foi então que percebi que a atenção dele era mais do que a de uma "simples consulta" e acompanhamento de sua paciente.

Minha impressão confirmou-se quando retornamos ao consultório, ele entregou o receituário e disse:

— Vou anotar o número do meu celular aqui no verso do receituário. Se precisar de alguma coisa, você pode me ligar!

Ele disse isso olhando para mim, com os olhos fixos nos meus, e então entregou o receituário em minhas mãos.

Minha avó estava na sala e, sorrindo para ele, disse:

— Ela vai ligar. Pode deixar!

(Isso que dá ter uma vó casamenteira.)

EU JÁ NÃO GOVERNAVA MAIS A MINHA VIDA, AGORA ELA ESTAVA EXCLUSIVAMENTE NAS MÃOS DE DEUS.

vida

No dia seguinte de manhã, Alciomar – esse é o seu nome – precisou cobrir o plantão de um colega. Até então, ele sairia de um plantão de 24 horas e iria para a sua casa, mas surgiu a necessidade de ele permanecer no plantão e esticar por mais um dia.

No momento em que passou na recepção do hospital para retomar seu posto, escutou um diálogo entre as duas recepcionistas:

— Pegue o telefone da paciente X, o exame dela já está pronto.

— Ah, sim, vou pegar aqui no sistema e aviso!

Então, ele não perdeu a oportunidade e disse:

— Eu também estou precisando do telefone de uma paciente.

As enfermeiras sorriram entre si. Ao que ele seriamente completou:

— Não é nada do que vocês estão pensando... É de uma senhora de 60 anos e preciso falar com ela.

Então uma delas, com o rosto mais sério, respondeu:

— Sim, sim, doutor, pesquiso agora para o senhor.

Então ela entregou um papel com a anotação do telefone residencial da minha avó. Acontece que, na verdade, ele não queria falar com a avó – ele queria falar com a neta, que era eu!

Mais tarde, ele me contou que, na noite do dia 23, ele havia sonhado comigo. E era um sonho muito diferente: ele sonhou que eu estava em Teresina, sua terra natal.

Na manhã do dia 24, depois de ter sonhado comigo, ele decidiu ligar para a casa da minha vó, mas eu não estava.

Ligou novamente à tarde, e eu também não estava.

À noite, quando cheguei para a ceia, assim que entrei na casa da minha vó, meu tio disse:

— Amanda, ligou um homem procurando por você.

— Um homem? Como assim?

— É, não disse o nome, mas tinha sotaque nordestino.

Então eu pensei: *Meu Deus, é o médico da minha vó, mas como ele conseguiu o telefone daqui?* E fiquei pensando se seria realmente ele... Só havia um jeito de saber, e esse jeito era ligando de volta.

Confesso que, quando ele entregou o telefone anotado no verso do receituário, percebi que havia algo de diferente em sua intenção. Era mais do que gentileza, era mais do que simples preocupação. Afinal de contas, um pé com entorse não era motivo para tanta disponibilidade, o que se confirmou com o retorno da minha ligação.

Quando eu e minha avó saímos do hospital, fiz questão de comprar os remédios e guardar o receituário na minha bolsa. Então, peguei o número que ele havia anotado e retornei a ligação que supostamente seria dele.

Fiz isso com o coração batendo acelerado, e muito pensativa sobre a atitude que eu estava tendo naquele momento, mas eu só saberia se havia sido ele se retornasse a ligação... Caso não fosse, eu desligaria e ponto-final.

A ligação caiu na caixa postal. Pensei: *Ok! Sem problemas,* dei meia-volta e fui conversar com minhas tias na cozinha.

Passados alguns minutos, o telefone tocou e eu atendi.

— Alô!

— Oi, quem fala?

— Gostaria de falar com quem?

— Não sei quem me ligou. Eu acabei de sair do metrô e apareceu uma mensagem no meu celular dizendo que esse número havia me ligado. Pensei ser de algum paciente...

— Oi, Alciomar! Sou eu, Amanda, neta da dona Lourdes, a paciente que você atendeu ontem. Hoje, ao chegar à casa da minha avó, meu tio disse que uma pessoa com sotaque havia me ligado. Pensei que poderia ser você.

— Sim, fui eu! Tudo bem?

— Sim, tudo bem! A ligação está ruim, não consigo te ouvir direito.

— Me desculpe, estou saindo do metrô e está chovendo muito. Bati o carro ainda há pouco.

— Meu Deus, você está bem?

— Estou, sim, agora melhor!

(Fiquei muda do outro lado.)

— Oi? Você está aí?

— Sim!

— Já na ceia de Natal?

— Sim!

— E a minha paciente?

— Está ótima, andando para todo lado.

— Andando? Pedi a ela repouso!

— Ela não tem jeito de se aquietar...

Ficamos conversando durante um tempão. Contei a ele onde eu trabalhava, o que fazia, onde estudava... Depois de quase uma hora de conversa, decidi desligar:

— Bom... desejo a você e à sua família uma boa ceia de Natal.

— Obrigado, mas este ano vou passar a ceia sozinho. Minha família inteira está no Piauí. Moramos aqui meu primo e eu, que está de plantão.

— Se você não morasse tão longe eu o convidaria para passar a ceia conosco. Minha família é bem simples, mas aqui é coração de mãe, sempre cabe mais um.

— Obrigado, estou bem cansado, pós-plantão e ainda sem carro, mas agradeço o convite!

— Por nada! Tchau! Feliz Natal e boa noite!

Alciomar me contou que, ao sentar-se no sofá, passou a refletir sobre o convite. Apesar de os empecilhos serem grandes, como distância, chuva, ele estar sem carro e aparecer de repente na ceia da casa de uma família sem ter nada para levar, ele decidiu enfrentar esse desafio. Ele pensou: *Que convite especial e que grande oportunidade.*

Ele se arrumou, ligou para um amigo médico que estava de plantão e pediu o carro emprestado. Alciomar morava em São Paulo. Minha avó, em Santo André. Eram quase 40 quilômetros de distância.

Quando chegou a Santo André, perto da Padaria Brasileira – que ele se lembrava de a minha avó ter falado –, Alciomar me ligou no celular (que eu havia passado para ele durante a conversa que havíamos tido ao telefone).

— O convite está de pé?

Tomei um susto e fiquei sem entender.

— Qual convite?

— O que você me fez de passar a ceia na casa da sua avó – ele disse.

— Ah, sim, o convite – Fiquei muito espantada. Eu havia convidado por educação, pois não acreditava que ele sairia de São Paulo para ir até Santo André.

Quando ele disse que estava em Santo André, fiquei bastante assustada, e no impulso passei o telefone para a minha amiga, que estava sentada à minha frente. Ela falou com ele tentando compreender onde ele estava. Eu já havia superado o susto e estava na fase do desespero. Comecei a fazer sinal para ela mandá-lo embora. Eu ouvi minha amiga dizendo a ele:

— Sim, sim, agora vire à direita e siga em frente que já é nessa rua mesmo.

Não me restou outra alternativa senão recebê-lo na casa da minha vó, na ceia de Natal.

Quando ele chegou, eu estava sem saber o que fazer, muito sem graça. Dei boa noite e o convidei para entrar na casa. Quando chegamos ao hall de entrada da casa, estavam ali meu pai, meu tio e meu avô jogando truco, muito entusiasmados.

Quando entrei com Alciomar, todos pararam de jogar e ficaram olhando, e creio que pensando quem seria aquele homem. Então eu disse:

— Este é o dr. Alciomar, médico da vó.

Todos na mesa de truco o cumprimentaram, e ele estendeu a mão educadamente para todas as pessoas que ali estavam ao redor da mesa. Quando chegou a vez do meu pai, ele estendeu a mão com a cara bem fechada, e Alciomar o cumprimentou e entrou para a sala, onde não havia ninguém, porque o melhor lugar na casa da minha avó no Natal é na cozinha. Eu o conduzi até lá. As minhas tias estavam sentadas ao redor da mesa. A minha avó estava andando pra lá e pra cá, com o gesso todo quebrado. Eu o apresentei a todas:

— Este aqui é o médico da vó.

Minha avó saiu de onde estava, veio e deu um abraço no Alciomar, e disse:

— Bem-vindo!

Ele, meio constrangido, disse:

— Boa noite! Vim ver como está minha paciente.

Todos começaram a sorrir e dizer entre si:

— Veio ver a vó? Sei...

Minha mãe chegou à cozinha. Alciomar a cumprimentou e ficamos mais um pouco ali, conversando. Ele viu o que seria servido na ceia, então fomos para a sala, sentamos no sofá e ficamos conversando.

Em pouco tempo, demos início ao amigo secreto da família. Todos na sala conversavam, sorriam e anunciavam seu amigo secreto. Ao término da confraternização, minha mãe pegou um presente (ela sempre deixa reservado um presente extra, no caso de chegar alguém inesperado, e sempre são meias) e disse:

— Dessa vez temos uma visita especial, e ele não pode ir embora sem presente. Um par de meias para o médico da vó.

Começou a maior algazarra e muitos sorrisos. Ele se levantou, recebeu o presente e abraçou a minha mãe, e agradeceu a todos pela acolhida da família na noite de Natal.

Logo depois fizemos a ceia e passava um pouco da meia-noite quando Alciomar se despediu de todos para ir embora. Eu o acompanhei até onde o carro estava estacionado na rua. Ele foi andando na minha frente e, quando paramos ao lado do carro, ele virou de frente para onde eu estava e veio caminhando em minha direção. Então ele colocou os dois braços, de modo a me prender na parede, e tentou me dar um beijo. Eu o afastei, para a sua surpresa, e disse:

— Não!

— Ei, por que não? Eu vim de tão longe!

Sem saber o que dizer, eu respondi com a voz trêmula:

— Agora eu sou crente e aprendi uma coisa muito importante! Eu não vou fazer com os outros o que não quero que façam comigo.

Ele lançou um olhar diferente, baixou a cabeça e disse: "Tudo bem". Entrou no carro e foi embora.

Eu pensei que nunca mais iríamos nos falar. No dia seguinte, dia 25 de dezembro, não conversamos. No dia 26, voltei ao trabalho na agência

ERA MAIS DO
QUE GENTILEZA,
ERA MAIS DO
QUE SIMPLES
PREOCUPAÇÃO.

gentileza

bancária em que eu atuava como assistente de atendimento. Logo depois do horário de almoço, vi um entregador entrando na agência com um buquê de rosas colombianas gigantesco. Eu nunca tinha visto tão de perto um buquê tão lindo. O entregador, então, caminhou em direção ao meio da agência e falou bem alto:

— Amanda, Amanda, tem alguma Amanda aqui?

Eu, muito constrangida diante dos olhares de todos, levantei do lugar onde estava, acenei com a mão e ele veio me entregar o buquê.

No mesmo instante, peguei o cartão e li: "Um presente para o meu presente de Natal. Alciomar Veras".

Meu coração disparou e eu comecei a tremer. Fiquei muito feliz, sem saber o que fazer.

Voltei ao trabalho e, no fim do expediente, mandei uma mensagem para ele agradecendo pelo presente. Mais tarde ele me ligou e ficamos conversando por um longo tempo. As horas passavam rápido como no primeiro dia em que conversamos ao telefone.

No dia seguinte, ele me surpreendeu com uma atitude inusitada. Foi ao banco com várias contas pagas, pegou a fila e, quando chegou a vez dele de ser atendido, disse:

— Finja que está cobrando a conta, porque eu quero te fazer um convite!

Fiquei sem reação, e disse a ele:

— Como é? Não posso fingir que estou pagando contas que já estão pagas.

Então ele sorriu e disse:

— Só saio daqui se você aceitar comer um lanche comigo depois do trabalho.

Eu respondi rapidamente:

— Sim, OK! Agora, com licença... preciso trabalhar e a fila está enorme!

Eu trabalhava em uma instituição financeira. Quando saí da agência, conversamos rapidamente em uma loja de açaí que havia em frente ao banco, e depois fui para a minha casa.

No dia 28, ele apareceu na hora do almoço com a embalagem de um restaurante de comida japonesa – em nossa conversa no Natal, eu havia dito a ele que era louca por sushi e ele fez essa surpresa.

Comecei a achar aquele movimento dele, sua atenção, muito interessante. Na verdade, meu coração foi conquistado pelas pequenas atitudes de amor e de carinho que ele demonstrava. No dia 29 de dezembro, ele insistiu para que eu aceitasse o convite para conversarmos, pois ele tinha algo muito importante para me dizer.

Combinamos de ele ir à minha casa no dia 30, porque no dia 31 eu faria uma viagem com a turma da faculdade, já programada anteriormente, para Búzios. Desci até a portaria do prédio, mas não o convidei para subir. Ele me chamou para ir até o carro, que estava estacionado na porta. Entramos no carro e ele me disse:

— Bom, esta é a primeira parte da conversa: aqui está o seu presente de Natal. – Era um perfume.

Em seguida, ele falou:

— Agora vem a segunda parte e eu quero que você escute.

Ele pegou o notebook, inseriu um CD e colocou a música "Frisson",[2] e cantou o trecho "Você caiu do céu, um anjo lindo me apareceu, com olhos de cristal", olhando bem nos meus olhos. Eu não sabia para onde olhar. Nunca tinha vivido uma situação como aquela. Fiquei supertímida. Quando a música acabou, ele olhou para mim e falou:

— Agora é a terceira parte: o pedido.

— Pedido?

— Sim. Me dá uma chance de mostrar que eu posso fazer você a pessoa mais feliz deste mundo.

Nessa hora o meu coração disparou. Senti um misto de emoções. Eu nunca havia me deparado com uma pessoa que tivesse cuidado de mim de uma forma tão especial, que tivesse tocado tanto o meu coração.

Eu disse a ele que não tinha uma resposta para dar, que precisava pensar. Então ele se aproximou e me beijou. Desci do carro e saí correndo para casa, com meus pensamentos embaralhados e confusos. Não sabia o que fazer, nem o que havia acontecido.

No dia seguinte, segui com a viagem, mas senti que meu coração não estava mais ali. Não estava naquele lugar, não estava com as pessoas que me cercavam. Foi quando tomei uma importante decisão. Decidi que faria daquele 2007 um ano diferente. Decidi que, ao retornar de viagem, daria uma chance para o novo em minha vida.

---

2 FRISSON. Tunai. *In*: Em cartaz... São Paulo: Barclay/Ariola, 1984.

Eu me lembro de que, quando ia aos cultos, aos domingos, pedia a Deus para me ajudar a tomar as decisões. Então, quando liguei para Alciomar, ele me contou que a família dele viria no dia 12 de janeiro para São Paulo. Então eu disse:

— Ah, que bom, então vou conhecer alguém da sua família.

— Não, Amanda. Você não vai conhecer ninguém na condição de minha amiga. Eu só vou te apresentar se for como minha namorada. Eu não sou mais menino, tenho 31 anos e sei bem o que eu quero. Então, caso queira ser minha namorada, nesse dia estarei pronto para te apresentar à minha família.

O posicionamento dele sempre foi algo que me espantou. Que homem decidido! Foi então que tirei um tempo para pensar e refletir.

No dia 12 de janeiro, ele me ligou muito feliz e emocionado, dizendo que havia passado na prova de título de especialista de ombro e cotovelo. Eu respondi para ele:

— Parabéns, você passou na prova e ganhou uma namorada.

Nesse dia, começamos a namorar oficialmente. Um novo tempo chegou para mim. Nesse mesmo dia saímos, conheci seus primos, suas primas, e logo fui me afeiçoando a todos.

Todos os dias nós saíamos, conversávamos, ríamos... vivemos muitas situações novas para mim. O tempo ao lado dele passava de maneira diferente. Era incrível, era mágico, e eu me sentia em um conto de fadas.

Alguns meses se passaram e, um dia no mês de maio, eu estava no apartamento dele e vi que havia chegado uma correspondência no nome dele do governo do estado do Piauí.

Ele me pediu para abrir a carta. Quando abri, era uma convocação para assumir um cargo em Teresina em um concurso que ele havia prestado. Em uma semana, depois de sete anos em São Paulo, ele encerrou todas as atividades profissionais e voltou para Teresina. Nesse meio-tempo, combinamos que eu iria conhecer Teresina no mês de julho.

Quando cheguei à casa da mãe dele, encontrei sua família, que me recebeu de braços abertos, de maneira muito acolhedora. Conheci o lugar onde ele trabalhava e tudo foi muito agradável.

Um dia estávamos jantando na casa de um casal de amigos dele que haviam preparado um jantar de boas-vindas. A esposa desse amigo me convidou para ir conhecer sua filha recém-nascida, que estava no quarto dormindo. Quando entramos no quarto, ela me perguntou:

— Amanda, quanto você gosta do Alciomar?

— Eu gosto muito, senão não estaria aqui.

— Se você gosta dele, se case.

— Não está nos meus planos me casar agora, não.

— Você lá e ele aqui, em pouco tempo vocês terminam.

Eu passei a noite inteira remoendo o que ela havia falado. Na manhã seguinte, eu e o Alciomar fomos fazer uma caminhada em uma avenida muito conhecida em Teresina. No meio da caminhada, olhei para ele e perguntei:

— Alciomar, como nós vamos resolver essa situação? Eu em São Paulo e você aqui.

Ele olhou para mim e arriscou:

— Você viria morar aqui?

— Sim, eu aceito!

Ele, espantado, disse:

— O quê?

— Sim, eu aceito o seu pedido de casamento. Só tem um jeito: a gente se casar.

Ele, sorrindo para mim, perguntou novamente:

— Você viria morar aqui?

Eu olhei para ele e disse:

— Onde você estiver, eu vou.

Então, voltei para São Paulo com o pedido de casamento mais engraçado do mundo, na expectativa de organizar o noivado para as nossas famílias se conhecerem e preparar o casamento.

Em setembro, nós noivamos e nosso casamento foi no dia 12 de janeiro de 2008. Partimos para a lua de mel e, quando eu retornei, comecei uma vida realmente nova: uma nova casa, uma nova cidade, um novo estado civil, um novo trabalho, uma nova faculdade, tudo novo se fez. Iniciei meu mês de fevereiro transferida da agência bancária de Santo André para Teresina, o último ano de Direito em uma faculdade no Piauí e vivendo em uma casa ao lado do meu marido. Eram muitas novidades e muitos desafios. E a primeira decisão que tomei quando cheguei foi que eu precisava encontrar uma igreja que me acolhesse. Eu me estabeleci na

Segunda Igreja Batista de Teresina, onde conheci o pastor Alzugaray, um verdadeiro pai para mim.

Fazia apenas quatro meses que estava em Teresina quando meu pai faleceu. Esse foi um momento muito triste da minha vida, mas Deus é tão bom, tão misericordioso, que Alciomar fez jus à promessa de Deus sobre minha vida. Ele foi realmente alguém que me apoiou, que segurou a minha mão e me fez entender que Deus estava comigo em cada detalhe, em cada momento da vida. Em momentos bons, Ele é Deus; em momentos maus, Ele é Deus. Ele jamais abandona os Seus filhos.

Retornar a Teresina depois do velório do meu pai inaugurou um novo tempo e uma nova estação em minha vida. Precisei me tornar mais madura, mais preparada, alguém que já não tinha mais seu pai, mas, ao mesmo tempo, uma pessoa que tinha um Deus zeloso, amoroso, não um Deus punitivo, e sim um Deus que me amava, e que tinha sempre algo bom, mesmo em meio a uma dor tão devastadora quanto a perda de um pai. Foi assim que eu e o Alciomar iniciamos a nossa trajetória, uma história que foi consolidada na dor e na alegria. E, apesar de todas as circunstâncias, ele nunca deixou de ser o príncipe encantado que ganhou meu coração naquela noite de Natal.

CIRCUNSTÂNCIAS NÃO MUDAM DEUS, MAS TRANSFORMAM AQUELES QUE SE PERMITEM SER EXPERIMENTADOS PELO SEU AMOR.

Em poucas palavras...

Deus sempre nos surpreende! Ele tem novidade de vida, e caminhar nessa nova história escrita por Suas mãos é impactante.

O desafio não é só se lançar e mergulhar em Seu amor: é crer que nas condições mais adversas, nos locais mais inusitados, e da maneira mais diferente, Ele continua agindo e nos surpreendendo.

Eu conheci o amor Dele por mim, eu experimentei o cuidado desse amor na alegria da celebração de um casamento e na dor da perda do meu pai; aprendi que as situações não mudam Deus: Ele é imutável, Ele permanece no amor, sendo amor, quem muda somos nós, somos aqueles que decidem receber este amor!

Lembre-se

Circunstâncias não mudam Deus, Ele não é um Deus circunstancial. Ele é um Pai que acolhe, que transforma, de maneira única e especial, a dor em crescimento, a decepção em inspiração, e o medo em coragem para vencer. Afinal: "Tudo posso naquele que me fortalece." (Filipenses 4:13).

Circunstâncias não mudam Deus, mas transformam aqueles que se permitem ser experimentados pelo Seu amor.

Capítulo 3

CÂNCER, PALAVRA DIFÍCIL DE DIZER

"Forjem os seus arados, fazendo deles espadas; e de suas foices, façam lanças. Diga o fraco: 'Sou um guerreiro!'."

(Joel 3:10)

— Qual o nome do teu dodói, mamãe?

— Dodói, filho...

— Dodói não é nome! Qual o nome do teu dodói, mamãe?

— Dodói grandão...

— Qual o nome do teu dodói, mamãe?

— Câncer... o nome do dodói da mamãe é câncer, meu filho...

Eu finalmente consegui falar: CÂNCER... uma palavra tão difícil de se dizer, não somente por ser uma doença, mas por estar enfrentando essa luta.

A maioria de nossas lutas possui um nome, e por mais que em alguns momentos não saibamos expressar o que sentimos, ou nem mesmo denominar as nossas lutas, Deus sempre nos fortalece e usa até as pessoas mais improváveis para contribuir na construção da jornada de aceitação e resiliência.

No meu caso, meu filho, de 4 anos, cheio do Espírito Santo, me ajudou a dizer o nome e a falar o que era o motivo da dor que todos juntos estávamos sentindo e que não tínhamos coragem de dizer. Ele me ajudou a dizer: "Câncer", e me encheu de coragem para enfrentar esse nome, essa doença e a condição que estava à nossa frente.

E tudo isso me fez lembrar do dia em que essa jornada começou.

O ano é 2015, o mês é fevereiro e a semana é a que dá início ao feriado de Carnaval, e eu estou no gabinete pastoral organizando o primeiro retiro de Carnaval da igreja com o pastor.

Enquanto conversávamos e eu anotava as pendências e orientações do que precisava ser feito, passei a sentir o início de um desconforto abdominal, a princípio leve, que não incomodava tanto. Por isso não me preocupou inicialmente, tendo em vista meu histórico de constipação crônica.

Um pouco depois, as dores abdominais foram aumentando. O pastor, percebendo o meu desconforto, recomendou que eu fosse para casa, ou que procurasse um médico. No início relutei, mas acabei acatando a orientação dele e encerramos a reunião.

Preciso dizer que sempre me cobrei um padrão de excelência em tudo que me propusesse a fazer. Hoje entendo isso, mas, na época, o padrão não era de excelência, era de *perfeccionismo*. O perfeccionismo decorrente de uma necessidade de aprovação para mostrar a mim e aos outros o quanto eu era capaz de fazer bem-feito.

O meu comportamento perfeccionista me levava a crer que eu só seria aceita, amada e querida pelas pessoas se fizesse tudo certo. Meu "valor" estava diretamente relacionado ao fazer para ser.

Essa cobrança interna sempre me levou a um controle. Afinal, quando nos enganamos achando que "controlamos tudo", a chance de errar diminui. Essa é uma das mentiras que habitou em minha mente por muito tempo, e era como se fosse uma equação:

Fazer + não errar + controlar = ACEITAÇÃO

Crer que o meu valor residia no que eu fazia. Pensar que tudo estava sob o meu controle. Acreditar que era aceita pelas pessoas porque eu realizava tudo aquilo que me solicitavam, e, em alguns momentos, indo além do que me pediam – assim seria aceita e amada.

Todos nós vivemos essa busca: a busca pelo amor que, a princípio, é resultado da aprovação do outro – do marido, dos amigos, da sociedade –, da necessidade de ser aceito, acolhido... mas é uma percepção errada acerca do amor.

Você se identifica com alguma das frases acima? Por mais que eu lesse, estudasse, eu não me enxergava assim. Eu sempre precisava fazer mais para ser e receber atenção, carinho, aprovação, amor!

A história de como fui diagnosticada com câncer começou dentro de outro processo em minha vida: o de compreender o que é o amor!

Mas vamos seguir devagar para que você entenda, assim como eu entendi, que esses processos fazem parte de nossa vida e constroem, em nós, o alicerce para a edificação do amor!

Estava em uma reunião com o pastor Alzugaray para tratarmos sobre as questões do retiro que estávamos organizando quando comecei a me sentir mal, com dores abdominais, então precisei ir embora e fui para casa um pouco frustrada, porque não havia conseguido resolver todas as demandas do retiro. Já era perto do horário do almoço e hora de levar as crianças para a escola. Almoçamos juntos, as crianças e eu, e fomos para o colégio.

Quando estava deixando os meus filhos, as dores abdominais ficaram mais fortes e passaram a ser acompanhadas de um inchaço. Minha barriga parecia dilatada. Fui para casa, tomei um remédio e me deitei, acreditando que as dores iriam melhorar. Mas elas aumentavam fortemente e a minha distensão abdominal também.

Então, decidi ir ao pronto-socorro. Troquei de roupa e fui dirigindo até lá, certa de que seria algo "simples" de resolver.

Assim que cheguei, fiz meu cadastro na recepção e dei entrada para o atendimento. Enquanto aguardava, as dores foram se tornando mais e mais fortes. Fui tomada por certa ansiedade, afinal, eu não entendia o que estava acontecendo – e o ambiente hospitalar nunca foi agradável para mim, e acredito que também não seja para muita gente.

Pensei em ligar para o meu marido, mas me lembrei de que naquela tarde ele estava no centro cirúrgico e tinha algumas cirurgias programadas. Assim, não quis deixá-lo preocupado nem atrapalhar.

Quando o médico plantonista me atendeu e me examinou, percebeu que havia algo que não estava bem. A princípio, suspeitou de apendicite e disse que iria solicitar a avaliação de um médico-cirurgião.

Eu já estava começando a minha jornada na **batalha contra o câncer** sem nem mesmo saber. E, sem eu perceber, Deus já havia cuidado de tudo.

Então, não se preocupe! A sua dor tem propósito, e Deus está agindo, ainda que você não esteja vendo, ainda que você não esteja sentindo! Confie!

Quando o médico plantonista informou que iria chamar o cirurgião para avaliar, liguei imediatamente para a minha amiga Clara, que chegou em poucos minutos. Ao chegar, ela disse que já havia avisado ao Alciomar que eu estava no hospital e logo ele também chegou e foi me tranquilizando. Disse que havia ligado para o dr. José Rodrigues, excelente cirurgião geral em que ele confiava muito, e que eu não me preocupasse, que não seria nada grave.

Tudo nessa tarde foi muito dinâmico e aconteceu bem rápido. Logo o dr. José Rodrigues chegou, me examinou e me tranquilizou. Disse que não era para eu me desesperar, que provavelmente eu havia tido um volvo – espécie de torção no intestino. De acordo com ele, iam me levar para o centro cirúrgico para uma laparoscopia, mas que não era para eu me preocupar, porque ele já vira alguns casos em que, após a anestesia, como o paciente estava "mais relaxado", o nó do intestino se dissolvera e não havia mais a necessidade de nenhuma intervenção cirúrgica.

No exame clínico, enquanto o dr. José Rodrigues apalpava a minha barriga, eu sentia tanta dor que me faltava até ar para respirar. Somada à dor, vinha o medo de um centro cirúrgico e vinham as preocupações com meus filhos. Como eles iriam voltar da escola, como seria a noite deles?

A ideia de que eu podia controlar tudo, de achar que somente eu poderia cuidar das crianças e fazer "bem-feito" estava começando a ser tratada, assim como tantas outras coisas em mim.

A cirurgia que começaria de modo simples naquele dia também estava sendo realizada pelo médico dos médicos em minha alma! Deus já havia começado a realizar a sua cirurgia em mim, muito mais em minha alma do que no corpo.

Então, foi dado o *start* para a cirurgia. Fui levada para o quarto, foram realizados os exames pré-operatórios e a cirurgia foi marcada para o final do dia. As dores permaneciam, apesar das medicações administradas. Fiz uma tomografia e foi visualizado apenas que as alças intestinais estavam bastantes distendidas.

Retornei ao quarto e, por volta das 20 horas, entrei no centro cirúrgico, certa de que logo estaria em casa – este era o meu plano –, mas entendi algo muito importante: "Ao homem pertencem os planos do coração, mas do Senhor vem a resposta da língua" (Provérbios 16:1).

Eu estava guardada por Deus, e por mais que compreendesse isso, precisava viver esse entendimento de maneira real, não apenas por discurso, mas viver de fato a confiança Nele, entregando tudo, inclusive o controle que eu pensava ter... Entre controlar e confiar em Deus, escolha sempre a segunda opção, afinal, Ele sabe o que é melhor para cada um de Seus filhos.

Um ambiente frio, claro, incerto e amedrontador, assim posso definir o local onde eu estava: o centro cirúrgico. Aos meus olhos, isso era tudo o

ENTRE CONTROLAR E CONFIAR EM DEUS, ESCOLHA SEMPRE A SEGUNDA OPÇÃO, AFINAL, ELE SABE O QUE É MELHOR PARA CADA UM DE SEUS FILHOS.

que eu enxergava naquele ambiente. Alguns anos depois, Deus mostrou aos meus olhos espirituais como aquele ambiente estava preparado para mim (tive uma visão espiritual: vi o centro cirúrgico cheio de anjos, eles estavam ali, adorando a Deus enquanto eu era operada).

Lembro-me de ver o movimento das pessoas, e de o Alciomar me dizendo para que eu ficasse tranquila, que tudo iria dar certo. Logo administraram a anestesia e eu adormeci...

Foi iniciado o procedimento chamado videolaparoscopia para avaliar os meus órgãos internos. O centro cirúrgico estava em um clima ameno, segundo relato do meu marido, tendo em vista que este é o seu ambiente de trabalho. Os médicos que estavam ali conversavam entre si, mas, de repente, um longo silêncio tomou conta do lugar ao escutarem o que o dr. José Rodrigues acabara de falar.

— Encontrei uma lesão com características semelhantes a um tumor. Está aderido à parede do intestino.

Alciomar se aproximou e visualizou a lesão no vídeo. O dr. José Rodrigues informou-lhe que, a partir daquele momento, o procedimento seria outro: o campo cirúrgico seria trocado e a equipe iniciaria uma laparotomia, ou seja, uma cirurgia aberta, na qual minha barriga seria aberta com uma incisão que partiria da ponta do externo até a sínfise púbica para alcançar a lesão, ou seja, minha barriga seria totalmente aberta.

A notícia não parou por aí. Em seguida, ele informou ao Alciomar que, por se tratar de uma cirurgia de emergência, sem preparo intestinal, a indicação seria realizar uma colostomia para evitar contaminação e possíveis complicações.

Alciomar saiu do centro cirúrgico para tentar digerir aquele choque de realidade diante de tantas informações, e foi para uma outra sala. Ali ele encontrou nosso pastor Alzugaray sentado, orando. Ele abraçou o Alciomar e o acolheu naquele momento de dor.

Existem situações em nossa vida que parecem como se, de repente, fôssemos jogados em um filme de terror. E esse foi um momento assim. Tudo estava bem em nossa vida: filhos saudáveis, nossa vida organizada... e, tão de repente, tudo mudou.

Deus está se movendo todo tempo, inclusive em ocasiões difíceis e inexplicáveis durante as quais não compreendemos como algo de bom pode sair daquela situação. No entanto, eu creio na palavra de Deus e creio naquilo que Paulo disse aos Romanos: "Sabemos que Deus age em todas as coisas para o bem daqueles que o amam, dos que foram chamados de acordo com o seu propósito" (Romanos 8:28).

Entender que a dor faz parte do processo é difícil, mas manter-se fiel à convicção do amor e da fidelidade de Deus por nós em meio às batalhas é ser levado a um outro nível de fé e de vida. Quando Alciomar chegou à sala e foi acolhido pelo pastor Alzugaray, Deus já estava ali, tratando dele e cuidando de nós.

Diante do choque das notícias que acabara de receber, Alciomar chorou, gritou, sofreu. Por ser médico, ele já viu adiante, e pensava no futuro que nos aguardava, nas infinitas possibilidades de tratamento, de resultados e constatações. E, nessa hora, vimos mais uma vez o cuidado de Deus quando o pastor Alzugaray disse a ele:

— Meu filho, não sabemos como será, mas sabemos que Deus está no controle!

Nunca se esqueça, seja qual for a situação que você está vivendo, de que **nada foge ao controle de Deus**! Ainda que você não entenda, ainda que pense e questione onde Ele está, eu preciso lhe dizer: Ele está onde sempre esteve – no lugar onde você permitiu que Ele estivesse!

Quando entendi isso, percebi que não importava a situação: Deus estava em mim, eu era a sua morada, e apesar dos momentos de dor que eu estava vivendo e de tantos outros que viveria, compreendi de fato que: para crescer, é necessário passar pelos processos.

Então, eu lhe pergunto: qual processo você está vivendo? Seja qual for, quero lhe dizer: acredite, Deus está com você! Mesmo que agora você não consiga entender ou crer totalmente, apenas agarre-se a isso – **Ele está com você!**

Alciomar voltou para o centro cirúrgico e acompanhou a cirurgia até o fim. Foram mais de três horas de procedimento cirúrgico. Fui levada para a UTI, onde passei o restante da noite. Lembro-me, enquanto despertava, de imagens como se fossem flashes de memória, nos quais eu via o Alciomar segurando minha mão e dizendo:

— Estou com você! Tudo vai dar certo, meu amor!

O dia amanheceu e comecei a acordar. Acordar não somente de um procedimento cirúrgico, mas realmente nascer de novo para uma nova vida. Esse "nascer de novo" eu compreendo como uma nova oportunidade de Deus para mim, para a minha casa e para a minha família, pois, quando estamos alinhados ao que Deus quer fazer em nós e através de nós, as pessoas que estão conosco também recebem dessa porção.

Eu me lembro de que, quando comecei a abrir os olhos, vivi uma experiência incrível. Até agora compartilhei a parte clínica de tudo o que vivi. Agora vou compartilhar o que aconteceu durante essas três horas de centro cirúrgico e onde eu estava.

A Bíblia diz que nós somos como um bebê no colo de uma mãe que amamenta. Aquela sensação que a criança tem de saciedade, que até se desmancha nos braços da mãe, eu pude experimentar por uma outra perspectiva – espiritual, se assim pode-se dizer. Durante o procedimento cirúrgico, Deus me deu várias respostas. Você se lembra de que, no início deste livro, eu disse que era cética sobre o dom do Espírito? Enquanto a cirurgia acontecia, eu encontrei as respostas do amor de Deus.

"De fato, acalmei e tranquilizei a minha alma. Sou como uma criança recém-amamentada por sua mãe; a minha alma é como essa criança."

(Salmos 131:2)

Eu já não estava mais neste corpo físico, e era como se meu espírito estivesse sendo envolto por braços de amor, amor esse que era palpável.

Quando acordei na UTI, tive uma visão espiritual. Vi à minha frente um grande pedaço de madeira que foi sendo talhado por um prego. Eu escutava o barulho do prego talhando a madeira e escrevendo: "Porque para mim o viver é Cristo, e o morrer é lucro" (Filipenses 1:21).

Essa visão foi rápida, e eu estava sem entender o que havia acontecido. Ao mesmo tempo, eu sentia uma paz diferente dentro de mim, uma paz que eu não entendia muito bem, porque eu sentia dor, estava assustada, mas eu tinha paz! Acredito ser a paz que está descrita em Filipenses 4:7: "E a paz de Deus, que excede todo o entendimento, guardará os seus corações e as suas mentes em Cristo Jesus".

Eu estava acordada sem saber nem o que tinha acontecido nem onde eu estava. Contudo, incrivelmente dentro de mim havia uma imensa paz que eu não sabia explicar!

Você também já viveu algo semelhante? Pense um pouco e busque na sua memória situações, momentos que você viveu e que, mesmo estando diante de um grande problema, de um enorme desafio, dentro de você havia uma paz que não se entende e que não se compreende. Essa é a paz que vai além do entendimento humano, é a paz de Deus!

Essa paz que estava em mim me levou a recordar no espírito o que havia acontecido... Durante a cirurgia, tive uma experiência espiritual: eu me via ali, no centro cirúrgico, mas espiritualmente eu estava nos braços de Deus. Hoje entendo que era nos braços do meu Pai, pois, nesse local, experimentei a manifestação de um amor imensurável, inexplicável, um amor que só se sente, o amor ágape.[3]

É como uma simbiose de amor, e é tão grande, é algo que você não tem como explicar – só mesmo sentindo.

Eu dizia que queria entender o amor de Deus. Queria saber como Ele me amava. Eu questionava muito a Deus, sempre perguntando a Ele que amor é esse, amor que se entrega por pecadores? Que espécie de amor você tem por mim?

Eu sempre comparava, para tentar entender como Deus me amava, ao amor que tenho pelos meus filhos. Quando eles nasceram, fui tomada por um imenso amor, e eu dizia: "Deus, é assim que você me ama?".

Eu amo meu esposo de uma maneira que até me falta o ar. Mas o senhor me ama por quê? Eu perguntava isso no silêncio do coração. Eu não entendia como Deus me amava sem que eu tivesse feito nada... Como assim? Eu conhecia o amor de um jeito deturpado, mas estava prestes a aprender a verdade do AMOR. E, naquele momento, encontrei as respostas aos meus questionamentos.

3 "Os escritores Cristãos descreveram geralmente o ágape, como exposto por Jesus, como uma expressão do amor que é incondicional e voluntário, isto é, não discrimina, não tem nenhuma pre-condição, e é algo que se decide fazer voluntariamente. O apóstolo Paulo descreve o amor como segue: 'O amor (ágape) é paciente, o amor é amável. Sem inveja, ele não tem ostentação, ele não é orgulhoso. Não é rude, ele não é interessado, ele não se irrita facilmente, ele não mantém nenhum registro dos erros. O amor não se deleita com o mal mas rejubila com a verdade. Protege sempre, confia sempre, sempre tem esperança, sempre persevera. O amor nunca falha' (I Coríntios 13:4-8)." Disponível em: https://pt.wikipedia.org/wiki/%C3%81gape. Acesso em: 28 fev. 2021.

Eu não era e não estava no meu corpo físico. Ao contrário, eu via meu espírito, meu corpo e ouvia a voz de Deus que me dizia: "Filha, você é mais do que um corpo. O corpo é só uma vestimenta que lhe dei. Na verdade, você é isso".

Então, comecei a receber o amor. O amor de uma forma tão diferente... Um amor que era só sentir, um amor completo!

E nesse lugar onde eu estava, houve um diálogo entre mim e meu Pai (Deus):

— Volte!

— Não quero voltar, porque, se eu voltar, vou sofrer. E não quero sofrer.

— Volte!

— Não! Me deixa ficar!

— E seu marido, seus filhos?

— Eles se "criam".

Pela terceira vez, escutei:

— Volte, Amanda!

Então comecei a abrir os olhos na UTI.

Estar na presença de Deus é algo tão imensurável, é um amor tão indescritível, que as nossas relações de afeto, as nossas relações amorosas humanas se tornam pequenas se comparadas a esse amor pleno de fato. Entendi que estar nos braços de Deus é o lugar de onde nós nunca deveríamos ter saído. Aquilo se completou tão fortemente dentro de mim que eu disse sem hesitar: "Senhor, eu quero ficar aqui".

Então comecei a escutar o som do "pi-pi-pi" e, ao mesmo tempo, meus olhos foram abrindo e fechando, abrindo e fechando. Meu esposo segurava minha mão e chorava muito, sempre repetindo que as coisas iam dar certo. Foi uma avalanche de emoções, de sentimentos dentro de mim. Era difícil entender o que estava se passando comigo.

Então, ouvi uma enfermeira falar para outra:

— Pega a bolsa de colostomia da paciente do leito 1.

Eu pensei: *Senhor, isto é para mim?*

De repente, tive outra visualização no processo de despertar. Quando abri os olhos, vi uma imagem, como se fosse uma madeira, e uma peça esculpida nela, com a inscrição: "Porque para mim o viver é Cristo e o morrer é lucro" (Filipenses 2).

A minha mãe havia sido diagnosticada com câncer seis meses antes, e eu sabia o que era a bolsa de colostomia, mas ela não precisou utilizar. Quando despertei, lembro-me de ver o dr. José Rodrigues ao lado do leito onde eu estava. Então, perguntei:

— Doutor, eu vou morrer?

Ele disse:

— Agora, não.

— Doutor, eu estou com câncer?

Um silêncio tomou conta do lugar, e essa pergunta saiu da minha boca sem que eu mesma pudesse entender como. Pacientemente e com muita prudência e zelo em suas palavras, o dr. José Rodrigues me explicou que, durante a cirurgia da laparoscopia, encontrou uma lesão no intestino, e para remover essa lesão, foi necessário outro procedimento cirúrgico, que era uma cirurgia de barriga aberta. Ele explicou que a lesão era um tumor e que ele havia sido retirado com uma margem de segurança. A cirurgia havia sido realizada de maneira eficaz e o material fora enviado para biópsia. Contudo, por se tratar de um procedimento sem preparo intestinal, houve a necessidade de ser feita uma colostomia, para a diminuição dos riscos. Ele explicou a razão da colostomia, da sonda nasogástrica, dos cuidados e os próximos passos...

Assim que o médico saiu, Alciomar foi conversar com ele. Eu fiquei ali, com a Clara. Uma enfermeira chegou dizendo que iria me dar banho e me preparar para ir para o quarto. Clara, minha amiga que Deus me deu de presente, além de amiga é uma verdadeira irmã, e trabalha como médica intensivista. Nessa hora ela fechou a cortina que envolvia o leito onde eu estava e disse para a enfermeira: "Traga o material que eu vou cuidar dela".

A Bíblia diz, em Provérbios 18:24, que existem amigos mais chegados do que irmãos, e certamente Clara é essa amiga. Ela cuidou de mim, me deu banho e trazia palavras de esperança. Ali, eu também experimentava outro amor: o amor de uma amizade!

Fui transferida da UTI para o quarto. Eu não falava quase nada – a sonda nasogástrica era tão desconfortável, tão incômoda... No quarto, fiquei ali quieta, só ouvia o que falavam, e dentro de mim pensava: *Senhor, eu não sei se tenho mais fé e esperança.*

Naquela situação em que estava, eu não sabia mais o que era a fé. Parecia que tudo havia acabado. Os pensamentos saltavam na minha mente, como um verdadeiro furacão.

TER FÉ É DAR O PASSO SEM VER O CHÃO, É CONFIAR EM DEUS SEM PRECISAR DE GARANTIAS.

amizade

Quando estamos em nosso dia a dia, professamos que somos muitas vezes pessoas de fé. Quando tudo vai bem, a minha fé também assim caminha, mas quando a nossa fé é provada, recebemos uma oportunidade de exercê-la.

Dizer que sou uma pessoa de fé sem que nunca tenha passado pela prova dessa mesma fé é um tanto quanto desconexo. Ter fé é dar o passo sem ver o chão, é confiar em Deus sem precisar de garantias de que tudo vai sair como você espera, é decidir acolher dor, sentimentos e emoções, mas não se entregar e deixar levar, ter fé é continuar crendo mesmo quando tudo diz que não, é crer, mesmo sem entender!

Quando nos encontramos diante de situações difíceis, é o momento da prova da nossa fé. Naquele turbilhão de emoções, pensei: *Deus, não sei o que o Senhor quer comigo. Não estou acreditando, eu não quero nem falar com o Senhor agora.*

Ou seja, eu tinha passado por uma experiência sobrenatural tão maravilhosa, tão fantástica, mas quando a gente desperta nesse corpo natural, cheio de pecado, a gente olha e fala: "Calma aí, o que está acontecendo?".

Lembro-me de que era uma mistura tão grande de sentimentos. Eu tinha paz e medo ao mesmo tempo, eu perguntava no meu coração para Deus: "Não estou acreditando no que está acontecendo! Por que eu? Por quê?".

E parece que as "máscaras" que a gente sustenta em nossa vida vão caindo, como se fossem máscaras de cera derretendo e trazendo à luz o que estava encoberto. Ou seja: pode acontecer com todo mundo, mas comigo não? O que me diferencia do outro?

Eu não conseguia falar. Não tinha vontade de conversar. Fechava os olhos e sempre imaginava como se fosse um abismo gigante à minha frente, e eu tendo que atravessá-lo. Eu dizia que não ia conseguir chegar até o outro lado. Eu estendia meu braço bem forte diante desse abismo e lá na frente estava a minha Bíblia, mas não conseguia pegá-la, e só escutava a voz de Deus me dizendo: "Vá, caminhe, não desista".

Eu me via em cima de um pico em um vale enorme à minha frente, muito grande; do outro lado, outro pico; acima dele, a minha Bíblia.

Deus falava comigo:

— Amanda, caminhe.

— Não tem chão, se eu andar, vou cair!

— Caminhe.

— Eu não vou conseguir!

— Caminhe!

— Eu vou...

Dei o passo sem chão e, de repente, uma pedra emergiu sob o meu pé, que não vacilou em nada, porque o chão se fez à medida que o passo foi dado.

Escutei:

— A partir de agora vai ser assim: dê o passo e o chão vai estar lá!

Olhei à frente e vi uma longa jornada que estava apenas começando. Ali, naquele leito de UTI, me senti pequena, mas tão pequena como nunca me sentira antes! Entendi que nós não temos domínio de nada. Aquela Amanda que era tão controladora não tinha controle de nada. Mas ao mesmo tempo senti a mão de Deus sustentando meus pés para que não vacilassem e me concedendo a força Dele para continuar em frente, até mesmo nos dias mais difíceis em que pensei não ter mais fé.

O que eu aprendi? Deus jamais permitirá que algo nos atinja e seja maior do que Ele sabe que podemos suportar.

Seja qual for o desafio que você está vivendo, ou o milagre que você espera, lembre-se: "Não sobreveio a vocês tentação que não fosse comum aos homens. E Deus é fiel; ele não permitirá que vocês sejam tentados além do que podem suportar. Mas, quando forem tentados, ele lhes providenciará um escape, para que o possam suportar." (1 Coríntios 10:13)

Câncer não é somente uma palavra difícil de ser pronunciada: é um vale bem difícil de atravessar.

No segundo dia de internação, estava no quarto e meu marido foi me ajudar a ir ao banheiro. Quando me levantei com auxílio dele, a bolsa de colostomia soltou da pele e caiu. As fezes que estavam nela escorreram pela minha perna e eu comecei a gritar desesperada para o meu esposo:

— Sai daqui, sai daqui!

Ele segurou firme na minha mão, olhou nos meus olhos e disse:

— Eu não saio. Eu não te jurei que era na alegria e na tristeza, na saúde e na doença? Eu te amo, Amanda, eu te amo tanto que isso (olhou para a minha barriga) não faz diferença pra mim!

Muitas vezes olhei para a bolsa de colostomia e questionei Deus. Eu perguntava: *Deus, por que está deixando eu usar isso? É tão horrível.*

Porém, passar por tudo o que passei me fez entender que há um propósito em todas as coisas que nos acontecem, e o processo que eu estava vivendo estava me tratando e me curando de diversas formas!

A dor gerada ali, por meio de cada experiência vivida, estava forjando nosso casamento, estava provando que mais do que belos e bons momentos, estávamos sendo provados na dor, na unidade, no amor que tudo crê, tudo suporta, no amor que jamais acaba.

Esse amor se manifesta de diversas maneiras. No meu caso, eu não somente ouvi e senti, mas também vivi esse amor. No enfrentamento e na ressignificação da vida, no adoecer, no morrer para nascer, no pronunciar a palavra "câncer" que trazia dor, mas que também expressava um fortalecimento e um processo de cura interior. No quarto, com meu marido me vendo ali, cheia de fezes escorrendo pelas pernas, e mesmo assim dizendo que estava ao meu lado e que me amava.

Ser quebrado como um vaso de barro para ser refeito vai exigir de você força, fé e coragem. No entanto, tudo isso de que precisa Deus já inseriu em você, com um bom depósito para guerrear as batalhas à sua frente. Então, do que você precisa? Confiar e, mesmo com medo, enfrentar. O que você precisa para vencer Ele já depositou em você, mas, para manusear esse depósito, você deve se posicionar!

Transicionar para níveis mais profundos em Deus exigirá uma nova equação:

Maior confiança + mais entrega + posicionamento = TRANSIÇÃO

Então, você estará pronto para um novo nível. Quebrado em pedaços, o vaso de barro perde a forma, mas não a essência; então vem o oleiro e refaz, da dor, algo novo, algo lindo, algo aperfeiçoado Nele!

Quando recebi alta, retornei para a minha casa e fui recebida pelos meus filhos. Rafael tinha 1 ano e 6 meses, Heitor estava com 3 anos e 11 meses. Quando cheguei e os vi, foi uma emoção enorme! Como eu agradeci a Deus o fato de poder estar com eles novamente, poder abraçá-los. Tê-los por perto foi mais uma manifestação do amor de Deus por mim!

Decidimos, eu e Alciomar, conversar com o Heitor, que já entendia um pouco da situação, e explicar de modo que ele soubesse o que havia acontecido. Afinal de contas, eu tinha passado uma semana fora de casa de maneira inesperada e estava me recuperando de uma cirurgia de grande porte. A mamãe, nesse momento, não poderia mais sair correndo, pular... ela precisava de um tempo para se recuperar.

Conversamos e explicamos que a mamãe tinha tido um dodói, e que o dodói tinha sido retirado da barriga da mamãe. Não falamos sobre a colostomia nesse primeiro momento, mas ele disse imediatamente:

— Posso ver onde estava o dodói?

Nós então mostramos a minha barriga a ele, e explicamos de modo que ele pudesse ter algum entendimento. Ele me abraçou e disse:

SER QUEBRADO
COMO UM VASO
DE BARRO PARA
SER REFEITO
VAI EXIGIR DE
VOCÊ FORÇA,
FÉ E CORAGEM.

oragem

— Te amo, mamãe. Eu vou cuidar de você!

Os dias foram passando e eu só conseguia pensar no resultado da biópsia. Eu sempre dizia ao Alciomar que tinha fé de que não seria um tumor maligno, tinha fé de que Deus tinha me dado o livramento. Eu tinha fé, mas queria e continuava a querer tudo do meu jeito, até que o Alciomar me chamou para conversar e disse:

— Meu amor, o resultado da biópsia saiu. Lembra-se de que eu te disse que, se fosse maligno, deveríamos torcer para que fosse bem diferenciado, pois seria melhor para o tratamento?

— Sim, mas não é maligno, né?

— Sim, meu amor, é maligno, mas é bem diferenciado.

Lágrimas rolaram do meu rosto. Ele me abraçou, me confortou e disse olhando nos meus olhos:

— Vai dar tudo certo! Estou com você! Estamos juntos!

Todos vencemos dificuldades e desafios em nossas vidas. Gigantes que se levantam diante de nós nos intimidando e muitas vezes nos aprisionando. Jesus, na cruz, levou sobre Ele nossos pecados, nossos medos e nos fez livres, livres de toda condenação! E cheios de coragem para que Nele sejamos mais que vencedores!

Quem intentará acusação contra os escolhidos de Deus? É Deus quem os justifica. Quem é que condena? Pois foi Cristo quem morreu, ou antes quem ressuscitou entre os mortos, o qual está à direita de Deus, e que também intercede por nós.

Quem nos separará do amor de Cristo? A tribulação, ou a angústia, ou a perseguição, ou a fome, ou a nudez, ou o perigo, ou a espada? Como está escrito:

"Como está escrito: 'Por amor de ti enfrentamos a morte todos os dias; somos considerados como ovelhas destinadas ao matadouro'. Mas, em todas estas coisas somos mais que vencedores, por meio daquele que nos amou. Pois estou convencido de que nem morte nem vida, nem anjos nem demônios, nem o presente nem o futuro, nem quaisquer poderes, nem altura nem profundidade, nem qualquer outra coisa na criação será capaz de nos separar do amor de Deus que está em Cristo Jesus, nosso Senhor."

(Romanos 8:33-39)

Em março de 2014, quase um ano antes de receber o diagnóstico do câncer, eu tinha ido a um congresso de mulheres em Natal. Este era o primeiro congresso de Mulheres Diante do Trono regional, e o tema era: Ele me fez, Ele me predestinou, Ele me escolheu, Ele me deu uma missão, Ele me chamou!

Foram dias incríveis de ministrações, adoração e uma presença tremenda do Senhor. Recebi muito de Deus nessa conferência.

No último dia do encontro, a pastora Ezenete realizou um momento de intercessão e finalizou com um ato profético. Ela tinha um pequeno martelo nas mãos e ao seu lado havia um vaso de barro bem grande. Eu estava ali, participando do congresso, recebendo a palavra de Deus, mas ainda continuava cética sobre os dons do Espírito Santo. Enquanto ela ministrava, eu permanecia no meu lugar orando, e muitas das mulheres que estavam ali foram sendo batizadas no Espírito Santo e começaram a orar em novas línguas. Eu continuei orando normalmente em meu coração, dizendo a Deus que eu queria o dom do amor, que, para mim, era o maior de todos.

Foi quando a pastora Ezenete, orando e fazendo declarações proféticas, pegou o martelo e bateu no vaso, que se despedaçou.

Eu levantei meu olhar, vi aquele vaso em pedaços e disse:

— Senhor, eu quero ser esse vaso. Quero ficar em caquinhos como ele está, para que, segundo o Seu querer, a Sua vontade, eu seja refeita! Eu hoje novamente entrego minha vida em Suas mãos. Faça como da primeira vez: tudo novo de novo!

Essa foi a minha oração e foi a segunda oração mais sincera que já fiz na vida.

"Mas o vaso de barro que ele estava formando se estragou em suas mãos; e ele o refez, moldando outro vaso de acordo com a sua vontade. Então o Senhor dirigiu-me a palavra: 'comunidade de Israel, será que não posso eu agir com vocês como fez o oleiro?', pergunta o Senhor. 'Como barro nas mãos do oleiro, assim são vocês nas minhas mãos, ó comunidade de Israel'."

(Jeremias 18:4-6)

As suas escolhas e a maneira como você vivencia o seu passado não servem mais para a estação atual de sua vida. Cada escolha de sua vida exige uma porção de renúncias, contudo a sua essência não se perde, mas se transforma no novo. Lembre-se: a essência do vaso de barro ainda é barro, mas após ser quebrado e restaurado pelas mãos de Deus, torna-se um vaso novo.

Em poucas palavras...

A evidência do milagre não é a cura, não é a resposta daquilo que eu espero. A evidência do milagre é o fato de aceitar a vontade de Deus para nós.

Diante das marcas que são acrescidas à nossa jornada rumo à cura, descansar na boa, perfeita e agradável vontade de Deus, para nós, é ter a mente transformada; é, de fato, viver o milagre não como eu quero, não do modo como eu espero, mas apenas confiar que Ele sabe o que é melhor para mim.

Esse entendimento supera a racionalidade, supera o "deve ser como eu quero e espero", supera a carne e, vazios de si, do eu, mas cheios de Deus, podemos desfrutar do milagre da vida Dele em mim.

Diversas vezes acreditamos que um milagre é o diagnóstico de cura. Pensamos que a evidência do milagre é do jeito que eu quero, que espero. Entendi que o milagre não é sobre mim, mas sim apesar de mim, e que o milagre pode ser o sim de Deus, mas também quando Ele diz não. O que de verdade importa não é que tudo aconteça como eu espero, mas sim da maneira que Jesus tem para mim.

Lembre-se

"Tendo os olhos fitos em Jesus, autor e consumador da nossa fé. Ele, pela alegria que lhe fora proposta, suportou a cruz, desprezando a vergonha, e assentou-se à direita do trono de Deus." (Hebreus 12:2)

Capítulo 4

DO OUTRO LADO DA MESA

"Rute, porém, respondeu: 'Não insistas comigo que te deixe e não mais a acompanhe. Aonde fores irei, onde ficares ficarei! O teu povo será o meu povo e o teu Deus será o meu Deus!'."

(Rute 1:16)

Meu marido sempre foi um grande parceiro, um companheiro de todas as horas. Alciomar é meu porto seguro, é o príncipe com quem eu sempre sonhei em me casar, um grande incentivador, alguém que sempre me motiva a seguir em frente.

Nossas diferenças, com o tempo e com a convivência, passaram a ser alinhadas, e as nossas divergências de opinião muitas vezes nos ensinam a crescer com respeito e aprendizado. Ele é realmente um presente de Deus em minha vida!

Quando adoeci, tínhamos acabado de completar sete anos de casamento, e lembro que comemoramos a data com uma viagem a um resort em Fortaleza. Nesse dia em especial, me lembro de que conversávamos sobre a famosa "crise dos sete anos", e de como ela seria.

Eu havia pesquisado sobre as bodas de sete anos: bodas de latão ou lã. Lã é adaptável e pode-se fazer muito com ela. Latão é resistente a manchas. Ambos são resistentes e capazes de durar e de passar por todas as crises que vierem.[4]

Alciomar, enquanto eu sorria e falava sobre a possível crise dos sete anos, disse:

— Amanda, eu não sei como será essa crise, mas de uma coisa eu sei: nós vamos passar por ela juntos!

Mal sabíamos que, em menos de um mês, iríamos de fato viver essa nova estação de nossa vida. Não uma estação de crise, mas um tempo em que, com a permissão de Deus, uma nova história estaria sendo escrita, novas experiências estariam consolidando nossa história e nos permitindo levar a um novo nível acerca da compreensão sobre o que é o AMOR.

Pelo fato de ser cirurgião ortopédico, Alciomar está acostumado com o ambiente do centro cirúrgico. Por isso, começamos por uma importante lição: mesmo que você esteja acostumado, não significa dizer que você é experimentado! Isso significa que ser acostumado com algo é completamente diferente de ter tido uma experiência com aquilo. Alciomar estava acostumado com o ambiente do centro cirúrgico, mas não tinha experienciado o outro lado da moeda, ou seja, o lado do marido da paciente.

Precisávamos ser experimentados em uma forma de amor genuína entre nós, forma esta que não tem nada a oferecer, mas simplesmente ser! Eu

4 CAMPOS, Helia Maria Morozini de. Aniversário de casamento: bodas, presentes e o significado de algumas bodas. Disponível em: https://www.familia.com.br/aniversario-de-casamento-bodas-presentes-e-o-significado-de-algumas-bodas/. Acesso em: 28 fev. 2021.

continuava sendo a Amanda, e ele continuava sendo o Alciomar, mas não éramos mais os mesmos.

No processo da batalha contra o câncer que vivi em 2015, eu queria encontrar somente pessoas que estivessem bem e pudessem alimentar a minha fé! Eu me lembro de que, quando ia para as consultas com o oncologista, a primeira coisa que perguntava quando tinha a oportunidade nas conversas com outras pacientes era: "Já faz quanto tempo que você teve câncer?".

Quando a resposta era acima de cinco anos, eu me alegrava e sentia uma renovação de esperança dentro de mim, e prontamente dizia a mim mesma: *Eu também vou chegar lá!*

Este livro é mais do que uma história sobre o câncer – ele trata sobre VENCER! Antes de vencer a doença no corpo, precisei vencer a mim mesma, a minha alma, minhas emoções, os mil motivos que eu inventava para fugir dos planos de Deus, para fugir muitas vezes de mim! Quero encorajar você a seguir adiante e crer que há esperança para você! Há esperança para este momento de dor que você está vivendo. Há esperança enquanto você crer! E eu te convido a fazer – como tantas vezes fiz, declarando para a minha alma que se encontrava abatida – algo que eu precisava praticar mesmo quando eu não queria: "Todavia, lembro-me também do que pode dar-me esperança" (Lamentações 3:21).

O que me dava esperança era saber que Deus estava comigo. Não importava o que estivesse vivendo: eu sabia que Ele estava ali. Mesmo quando achava que já não havia mais fé, mesmo quando acreditava que poderia ser o fim, eu declarava a mim mesma: *Todavia, lembro-me também do que pode dar-me esperança*! E agora, eu lhe pergunto: O que tem lhe dado esperança?

Eu nunca me senti pronta para escrever este livro. Enquanto digito e escrevo este relato, algo dentro de mim me mobiliza a continuar, pois entendo que não se trata da história da Amanda que venceu o câncer. É mais que isso!

É uma história de fé e coragem, o relato de alguém que acreditou e confiou, mesmo quando quis sair correndo e fugir, a história que pode inspirar você a viver e a lutar por aquilo que Deus lhe entregou! Sempre há esperança, e foi nessa esperança que eu aguardei o momento para compartilhar sobre VENCER!

Quando adoecemos, não se adoece sozinho: uma casa adoece, uma família adoece, os filhos adoecem, o marido adoece. Eu infelizmente cheguei a escutar palavras que traziam desesperança de pessoas que não tinham câncer, pessoas aparentemente saudáveis, mas que eram como um câncer para elas próprias, e eu estou aqui para lhe dizer: **não deixe que palavras negativas lançadas a você encontrem espaço no seu coração!**

Mande para longe aquilo que não constrói, o que não edifica, e se agarre à verdade das promessas de Deus para você! Foi isso que eu fiz, e é isso que quero compartilhar agora com você! Do outro lado da mesa, trata-se de uma visão de esperança de que vencer o câncer é mais do que vencer uma doença – é vencer uma sociedade adoecida muitas vezes por mentiras, é acreditar que do outro lado da mesa existe um coração que também sofre e que precisa de cuidados!

Do outro lado da mesa de um médico vemos invariavelmente um paciente. No nosso caso, contudo, do outro lado da mesa do oncologista havia

HÁ ESPERANÇA ENQUANTO VOCÊ CRER!

sperança

a paciente e seu marido, que também é médico e que também estava sendo experimentado. Por isso, compartilho aqui o aprendizado de um médico, em uma outra perspectiva: a de marido da paciente.

A seguir, compartilho o depoimento de Alciomar, meu marido:

Depois de quase quinze anos como médico, sempre tratando e cuidando das pessoas, eu tive a experiência de estar do outro lado da mesa. De estar do lado em que não sou "O Doutor", local onde eu simplesmente sou o acompanhante da paciente.

Vivi momentos de angústia, de tristeza e cada etapa do tratamento foi uma batalha a ser vencida. Uma das coisas mais chocantes para mim eram as hipóteses. Imaginar e saber o que poderia acontecer com a Amanda, e saber que ela não tinha consciência disso. A minha visão era completamente diferente do prognóstico que poderia acontecer, e muitos questionamentos estavam em minha mente, mas o principal era: como eu deveria prepará-la para tudo que aconteceria?

No primeiro momento em que o colega médico que eu escolhi para operá-la me disse que ela não tinha uma lesão simples, ela tinha um tumor, que não seria uma cirurgia simples, seria uma cirurgia de barriga aberta, e que teria de colocar uma bolsa de colostomia, aquilo foi sendo visualizado por mim como um quadro desenhado no qual vi toda a perspectiva de futuro, tudo o que iria acontecer, as possibilidades clínicas, e, algumas vezes, eu sofria só de pensar o quanto ela poderia sofrer.

Foi um momento doído, que me marcou muito. Foi talvez um dos momentos mais difíceis que já passei, não só como médico, mas como ser humano. Eu pensava em como iria repassar isso para a nossa família, mas eu ficava paralisado quando pensava como transmitiria isso aos nossos filhos. Onde a mamãe iria estar? O que ela iria fazer? Como explicar isso a duas crianças tão pequenas? Imaginar uma mudança de vida, de percurso, nas decisões que eu deveria tomar naquele momento – tudo isso passava pela minha cabeça.

Apesar de ter tido pessoas importantes do meu lado que foram grandes apoios, na maioria das vezes estávamos eu e Deus, e muita coisa passou pela minha cabeça naquele momento.

No começo, quando tudo aconteceu, quando a bomba explodiu, fiquei com medo de a Amanda morrer e eu não tê-la mais comigo. Depois não: uma convicção tão grande habitou dentro de mim que eu tinha certeza de que tudo ia dar certo, de que ela se curaria. Amanda sempre foi muito forte, sempre teve muita fé. Fiquei com mais temor por saber que ela sofreria com o tratamento.

O resultado da biópsia demorou entre quatro e cinco dias para sair. O meu amigo, que era o médico que estava vendo os exames, me ligou e pediu para eu ir à clínica dele. Fui. Quando cheguei lá, estava outro amigo nosso, que também é médico. Achei aquilo estranho – mal sabia que ele estava lá para me dar apoio. Quando a gente se sentou para conversar, perguntei:

— Quando sai o resultado?

Ele me respondeu:

— Já saiu. Nós estamos sabendo desde ontem. Eu já falei com o dr. José Rodrigues [médico que operou Amanda]. E o resultado foi adenocarcinoma maligno bem diferenciado.

Para mim, foi um choque muito grande ouvir aquilo, porque a gente sempre guarda até o fim a esperança de que não vai ser nada sério. A notícia era realmente aquela que não queríamos que fosse. Mas, com o diagnóstico, já sabíamos qual caminho tínhamos de seguir.

No entanto, outro momento muito doloroso me aguardava: chegar em casa e tentar preparar a Amanda para contar a ela o resultado da biópsia. Mesmo eu dizendo com tranquilidade:

— Meu amor, quando o resultado da biópsia sair, se for um tumor maligno, a gente tem como tratar, há diversos tipos de tratamentos...

Ela não me ouvia, e só respondia:

— Não, não vai dar nada! Não, não vai dar maligno, Deus já me curou!

Aquilo doía profundamente em mim, porque eu já sabia o resultado, mas precisava saber como contar a ela.

Era Carnaval. A cidade estava vazia. Então convidei a Amanda para fazer uma caminhada. Ela quase não saía de casa, mas, nesse dia, eu a encorajei a darmos uma volta.

Só estávamos nós na rua. Caminhamos dois quarteirões, e então paramos diante de uma clínica de oncologia, apontei para a clínica e disse:

— Se der positivo o resultado, a gente pode fazer o tratamento aqui.

Ela olhou para mim e falou:

— Você já está sabendo, né?

Eu respondi:

— Já.

Voltamos para casa caminhando em silêncio.

Ao chegar em casa, sentei-me com a Amanda no sofá e tivemos ali um momento que, confesso, foi desafiador. Ver a Amanda me olhar, com os olhos marejados, porém demonstrando grande expectativa na minha fala, fazia com que o meu coração doesse ainda mais. Eu disse a ela que havia dado um adenocarcinoma bem diferenciado. Naquele momento, a expressão dela mudou. Parecia não acreditar. Ali, eu entendi que até então havia uma grande esperança no coração da Amanda de que o tumor não fosse maligno.

Foi um dia muito difícil, foi um dia desafiador, mas foi um tempo, uma estação, em que nós sabemos que Deus estava plantando em nosso coração uma porção de fé redobrada. Mas o deserto diz em Oseias 2:14: "Portanto, agora vou atraí-la; vou levá-la para o deserto e vou falar-lhe com carinho". Tempo de deserto é tempo de intimidade com Deus, mas tempo de deserto também é tempo de dor. E foi nesse tempo de dor, gerando ali o que iríamos viver adiante, que senti que estávamos mais fortes e mais juntos do que nunca.

Posso me lembrar de vagos momentos daquele dia, como se fossem flashes na minha mente. Eu me lembro de o Alciomar me dando a notícia, lembro de uma amiga, Mariella, que é médica oncologista, indo à minha casa conversar comigo. Eu me lembro de um clima diferente. Lembro de um silêncio estarrecedor dentro de mim. Eu estava me recuperando de um procedimento cirúrgico grande e estava tão esperançosa de que Deus havia completado a boa obra que Ele havia iniciado em mim, e que a resposta do meu milagre era não ter o câncer.

Quando temos a nossa esperança frustrada, precisamos entender que a frustração veio porque nossa expectativa foi muito alta e foi direcionada a algo que nós queríamos que fosse do nosso jeito. Mas eu havia entregado minha vida nas mãos de Deus e havia dito a ele que a mudasse de modo que quem olhasse pudesse ver a mão Dele sobre a minha vida. Eu havia feito uma segunda oração um ano antes dizendo que eu queria ser aqueles cacos do vaso todo quebrado para que Deus fizesse novas todas as coisas em minha vida. E passar por esses processos é algo doloroso. Aprender que a resposta do milagre não é a resposta do jeito que eu quero, mas sim a vontade de Deus, que é boa, perfeita e agradável, é outro processo interno, é um outro nível de compreensão e de revelação do amor de Deus por nós.

Esse foi um dos dias mais difíceis que eu experimentei, mas foi com certeza um dia em que o nível de experiência com Deus e de crescimento também foi exponencial.

Seguimos adiante. Nossos planos tinham sido frustrados e adiados, mas a esperança de que dias melhores viriam permanecia intacta!

Em poucas palavras...

Consolar quem sofre é sentir a dor que a pessoa está sentindo! É fácil amar quando tudo vai bem, é simples e chega a ser confortável ter ao seu lado alguém cheiroso e saudável. Mas amar alguém que está doente e cuidar verdadeiramente sem nada esperar em troca, pelo simples fato de ver a quem se ama bem, é tudo. Tudo que o amor é!

Eu não tive a "sorte", como muitos dizem, de ter alguém assim; prefiro dizer que tive a benção de Deus em receber Dele um presente cujo nome é Alciomar, meu esposo, porque sorte não se compara com a benção divina.

Quando nos casamos, jamais poderíamos imaginar que em tão curto espaço de tempo seríamos tão experimentados de maneira intensa. Contudo, quando Deus nos uniu, Ele já sabia o que a vida nos exigiria: cumplicidade, compaixão, companheirismo, fé, coragem, resiliência e amor. Muito amor para suportar a dor de ver quem se ama sofrer.

Às vezes, o que precisamos é diferente do que queremos e do que temos. Às vezes, precisamos prosseguir e ir em frente, mas queremos parar e desistir porque algumas batalhas da vida são tão árduas e exigem de nós tanto esforço e resiliência que acabamos nos cansando de lutar. É nessa hora que se entende melhor que aquilo que queremos pode ser insignificante perto do que precisamos, pois o que temos é o suficiente para seguir em frente e vencer.

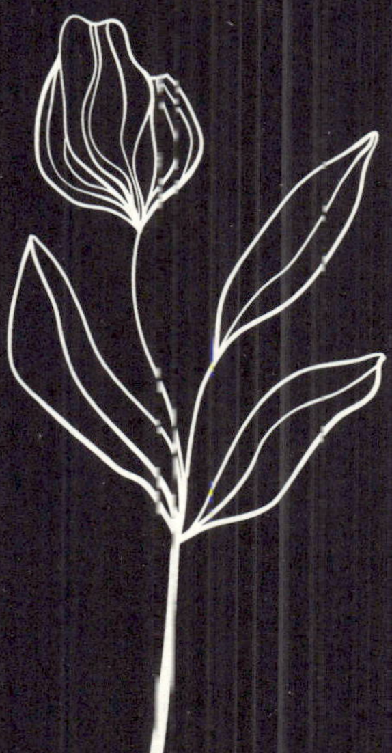

Eu precisava de saúde. Queria parar de lutar, mas eu tinha meu marido, Alciomar, que fez tudo ter sentido e me amou, me deu colo e cuidou de mim quando eu não tinha nada além de simplesmente amor a lhe oferecer.

Lembre-se

"O amor é paciente, o amor é bondoso. Não inveja, não se vangloria, não se orgulha. Não maltrata, não procura seus interesses, não se ira facilmente, não guarda rancor. O amor não se alegra com a injustiça, mas se alegra com a verdade. Tudo sofre, tudo crê, tudo espera, tudo suporta." (1 Coríntios 13:4-7)

Capítulo 5

PERDAS E GANHOS

"Portanto eu lhes digo: não se preocupem com suas próprias vidas, quanto ao que comer ou beber; nem com seus próprios corpos, quanto ao que vestir. Não é a vida mais importante do que a comida, e o corpo mais importante do que a roupa?"

(Mateus 6:25)

Eu escutei uma pessoa dizer assim para mim: "Nenhum homem consegue ficar com uma mulher doente". Aprendi nesse dia que, assim como há pessoas que são como anjos de Deus que Ele envia para aliviar a caminhada que tantas vezes nos é tão árdua, existem também os enviados do inimigo, que são pessoas que, com ou sem noção – de fato não sei – expressam a sua fala e opinião sem pensar nos efeitos. Se o que você vai dizer não constrói, mas apenas destrói, aprenda a silenciar, afinal, por meio de nossas palavras podemos gerar morte, assim como podemos gerar vida. Quando ela disse isso, um pensamento invadiu a minha mente: *Só quando estou bem eu presto, eu sirvo?* Fiquei pensando: *Não! Ele me ama! Ele me ama!* Mas, na condição em que eu estava, tinha certeza de que me tornara um peso para o meu marido, para os meus filhos e para todos que estavam envolvidos naquela situação.

Pensamentos catastróficos chegavam à minha mente como verdadeiras flechas, como dardos inflamados que me traziam dor e uma sensação de desvalor. Algumas coisas não saíam da minha cabeça: *Eu não sou mais mulher para o meu marido. Não sou mais mãe para os meus filhos. O que é que eu sou, então?* Mas a palavra de Deus é mais forte. Quando Jó diz "Saí nu do ventre da minha mãe, e nu partirei" (Jó 1:21), temos de pensar: *O que vamos levar dessa vida?*

A palavra de Deus afirma que quando chegarmos diante Dele, haverá todas as coisas que a gente fez no livro da vida. E aí, o que é que você fez? Você falou sobre ele para as pessoas? Você amou o pobre? Você amou a viúva? Você levou esperança? Você levou fé? Você orou pelos doentes? O que você fez da sua vida? Isso é o tesouro. A Bíblia diz: "Pois onde estiver o seu tesouro, aí também estará o seu coração" (Mateus 6:21). Tem gente que acha que o coração está em ter coisas. "Agora, pronto, tenho dinheiro, não preciso me preocupar com mais nada." Mas é vazio, tem tudo e não tem nada.

Quando sofremos, quando nos acontece algo que consideramos ruim, injusto, perguntamos a Deus "POR QUÊ?", e não "PARA QUÊ?".

No meu caso, perguntei *por que*, *para que* e todos os mais *quês* que pudessem existir. Eu chorei, pedi para morrer, disse que não aguentava mais... e passei por todas as fases que sequer cogitei um dia que poderia passar. Senti inveja de quem tinha saúde. Achava-me um peso para a minha família. Pensei que meu marido poderia ter alguém saudável ao lado dele. Tive ansiedade e não podia ver o entardecer pois parecia estar sendo sufocada. Eu quis gritar, gritar e gritar mais uma vez que aquilo não estava acontecendo comigo! Não, não e não! Eu não tenho câncer, eu não estou doente!

Eu não conseguia deixar de pensar: *Meu Deus, e agora? O que eu vou fazer? E meu marido? Agora ele é pai, ele é mãe, ele é tudo*. Eu não podia sair, pois tive leucopenia. Então, quem fazia tudo era ele. Ninguém fala que uma pessoa doente pode namorar, pode fazer amor com o marido. Você se sente inútil. Lembro-me muito bem de um dia em que eu estava muito, muito triste. Eu disse: "Meu Deus, o meu marido vai me deixar, porque eu não sei quanto tempo vai durar esse tratamento. Nunca mais eu vou namorar com ele". Comecei a pensar em um monte de coisas. Recordo-me de que, nesse dia, fiquei desolada, e Deus mandou minha ginecologista ir à minha casa. Eu não gostava de receber visita, não queria ver ninguém. Ela veio à noite, olhou para mim e falou que tinha acabado de chegar do hospital, e que estava se recuperando de um AVC. Uma mulher linda, inteligentíssima, generosa. Eu disse para ela:

— Agora o meu casamento vai acabar. Vai ser o próximo passo que vou ter de encarar. Eu vou ficar doente, sem ninguém, sem meu marido.

Ela olhou para mim e falou:

— Quem te disse isso?

— Como é que eu vou fazer? Não sei quanto tempo esse tratamento vai durar. Nenhum homem aguenta ficar sem namorar muito tempo — respondi.

Ela olhou para mim, começou a sorrir e disse:

— Mas quem disse que você não vai namorar?

— Ninguém namora com bolsa de colostomia. Ninguém namora com câncer. Quem é que faz isso?

— Vai haver dias bons e dias ruins. Vamos aproveitar os dias bons?

Eu olhei para ela e perguntei:

— Vai haver dias bons?

— Vai — ela me falou. — Quando houver um dia bom, você vai comprar uma lingerie bem bonita, que tampe sua bolsa de colostomia, e seu marido vai olhar não para a bolsa ou para a tua perna. Para nada! Ele vai olhar para dentro de você, Amanda. E aí você vai fazer amor com seu marido.

Eu e meu marido começamos a partir daí a conversar. Cheguei para ele e perguntei:

SE O QUE
VOCÊ VAI DIZER
NÃO CONSTRÓI,
MAS APENAS
DESTRÓI, APRENDA
A SILENCIAR.

ilenciar

— E agora, como é que vai ser?

— Amanda, eu não te amo pelo sexo. Eu te amo pelo que você é. Você pode estar careca, pode estar magra, pode estar com a aparência que for, eu te amo, Amanda. Eu amo quem você é!

Então isso para mim foi uma descoberta. Eu me olhei e me descobri. Porque antes eu só achava que estava bonita se ele dissesse que eu estava bonita. Só me sentia bem se ele dissesse que eu estava bem. Por isso as mulheres precisam se olhar e se descobrir como a filha amada de um Deus que cuida de todas as coisas.

Há um versículo muito importante para mim, que é o João 3:16: "Porque Deus amou tanto o mundo que deu o Seu Filho unigênito, para que todo aquele que Nele crê não pereça, mas tenha a vida eterna". Eu entendi: Deus, esse aqui é o amor ágape, é o amor que nunca vou mensurar, porque o Senhor me ama, sei que o Senhor quer cuidar de mim, de todas as áreas da minha vida.

Em poucas palavras...

A Bíblia nos dá a resposta de como viver, o que pensar e o que fazer, nos traz o modelo perfeito em Jesus de como viver aqui. Quando entregamos nossa vida a Ele, vivemos o que a palavra de Deus diz:

"Fui crucificado com Cristo. Assim, já não sou eu quem vive, mas Cristo vive em mim. A vida que agora vivo no corpo, vivo-a pela fé no filho de Deus, que me amou e se entregou por mim."

(Gálatas 2:20)

E o que fazer diante de tanto amor? Ah, então porque Deus me ama, não vou sofrer? Não terei mais problemas? Os discípulos estavam em um barco e uma tempestade se aproximou – você pode estar em uma tempestade, mas veja quem está no barco com você!

"Naquele dia, ao anoitecer, disse ele aos seus discípulos: 'Vamos atravessar para o outro lado'. Deixando a multidão, eles o levaram no barco, assim como estava. Outros barcos também o acompanhavam. Levantou-se um forte vendaval, e as ondas se lançavam sobre o barco, de forma que este foi se enchendo de água. Jesus estava

na popa, dormindo com a cabeça sobre um travesseiro. Os discípulos o acordaram e clamaram: 'Mestre, não te importas que morramos?'. Ele se levantou, repreendeu o vento e disse ao mar: 'Aquiete-se! Acalme-se!'. O vento se aquietou, e fez-se completa bonança. Então perguntou aos seus discípulos: 'Por que vocês estão com tanto medo? Ainda não têm fé?'. Eles estavam apavorados e perguntavam uns aos outros: 'Quem é este que até o vento e o mar lhe obedecem?'."

(Marcos 4:35-41)

Qual é o barco da sua vida em que você está vivendo e está em grande tempestade? O barco da rejeição? Do abandono? Da traição? Da decepção? Do medo? Jesus está no barco e Ele tem o poder para fazer tudo novo na sua vida!

AS MULHERES PRECISAM SE OLHAR E SE DESCOBRIR COMO A FILHA AMADA DE UM DEUS QUE CUIDA DE TODAS AS COISAS.

amada

Lembre-se

"Bendito seja o Deus e Pai de nosso Senhor Jesus Cristo, Pai das misericórdias e Deus de toda consolação, que nos consola em todas as nossas tribulações, para que, com a consolação que recebemos de Deus, possamos consolar os que estão passando por tribulações. Pois assim como os sofrimentos de Cristo transbordam sobre nós, também por meio de Cristo transborda a nossa consolação." (2 Coríntios 1:3-5)

Consolar é cuidar, é amar! É construir a partir da dor e dos processos vencidos, a cura!

Capítulo 6

A BATALHA

"Filha, sempre haverá dois caminhos para que você escolha um pelo qual vai decidir andar: o caminho do AMOR ou o caminho da DOR. Você é livre para escolher por qual deles irá seguir."

Dorvanil Attilio, meu pai

A citação anterior é de um operário da indústria de reciclagem de plástico. Um pai de família que trazia os pobres para dentro da sua casa, dividindo o pão que tinha com quem não tinha. Um homem que não estudou, que não deixou herança financeira, mas que deixou um legado de caráter e exemplo a ser seguido, alguém que veio da pobreza e conquistou, por meio de muito esforço e trabalho, alguns bens, e que, ainda em vida, perdeu tudo o que tinha. Uma coisa, porém, se manteve: a escolha do caminho do amor. E sem nem ele mesmo saber – porque não era religioso, mas acreditava de todo o coração em Deus –, foi um homem que deixou como marca a escolha do perdão em vez da acusação. Um homem que me ensinou a escolher o caminho do amor: esse homem é meu pai.

Assim que me casei, meu pai faleceu. Não tive o prazer de desfrutar da presença dele vendo seus netos, de contar com sua mão nas batalhas árduas da vida. Tive, porém, a alegria em aprender com ele que escolher andar pelo caminho do amor, ainda que seja repleto de dor, é sempre a melhor decisão.

Temos a tendência humana de querer muitas vezes o caminho mais fácil. E quando as batalhas duram mais tempo do que pensamos, essa balança da escolha pesa mais facilmente para o lado de desistir. É muito simples querer desistir durante uma batalha. Na maioria das vezes, desistimos por não ver a vitória à frente. Isso acontece por não enxergarmos com os olhos da fé, e assim acabamos achando que as pequenas conquistas que atingimos estão muito distantes de vencermos a guerra.

Quando isso acontece, me lembro do que Davi disse diante da batalha contra Golias: "Todos que estão aqui saberão que não é por espada ou por lança que o Senhor concede vitória; pois a batalha é do Senhor, e ele entregará todos vocês em nossas mãos" (1 Samuel 17:47).

A batalha é do Senhor! Não é pela força do nosso braço, pela habilidade, pela qualificação, pelas competências, por quanto você estudou ou quanto dinheiro você tem. Existem batalhas nas quais nenhum desses recursos o fará vencedor, porque Deus vai à sua frente guerrear as batalhas que você jamais venceria. Então você deve estar se perguntando: O que eu preciso fazer? A resposta é nada! Você só precisa entregar, confiar e crer!

Quando falamos em vencer, a gente pensa que é ocupar o primeiro lugar do pódio. Muitas vezes, no entanto, vencer se trata de ganhar de nós mesmos: vencer as nossas emoções, o nosso "ser almático", a procrastinação, a desistência, a zona de conforto, os enganos de uma vida inteira. Vencer as palavras de mentira que você decidiu acreditar e que o paralisam, não permitindo avançar.

Para vencer, você precisa crer que o propósito de Deus para a sua vida foi gerado antes mesmo de você nascer. E só depende de uma pessoa para que isso aconteça: de VOCÊ!

Deus lhe chama para um outro nível de confiança, segundo o qual, para você viver a vida que Ele reservou a você, é necessário crer! Crer em Jesus. Crer que Ele morreu na cruz para salvá-lo. Crer que Ele é o filho de Deus e entregar-se a Ele de todo o seu coração, sem duvidar!

Avançar é desafiador, mas retroceder é se atrasar na agenda que Deus tem para você!

Não perca mais tempo! Creia, entregue e vença talvez a maior de todas as lutas: a batalha da alma.

Uma alma doente é dependente de lamentar-se e arrastar-se na sua dor; uma alma curada é governada pela presença do Espírito! Não perca mais tempo. Não desperdice o que há de precioso. O tempo não volta. A batalha à sua frente é só mais um degrau para que você cresça, avance, adquira maturidade e possa vencer!

Lembro-me de que, quando eu fazia as sessões de quimioterapia, nem sempre me via avançando. Contudo, a cada quimioterapia, eu entendia que era mais um degrau que havia conquistado. E entendia que eu estava vencendo não somente o câncer, mas sim uma luta na minha alma, uma batalha no meu corpo, uma luta na minha mente. A mente é o nosso maior campo de batalha. É onde nós travamos guerras que muitas vezes nos acompanham a vida inteira.

Vencer a si, as emoções, os transtornos, a ansiedade, a decepção, a traição, a dor, a depressão não significa simplesmente vencer. Trata-se de uma força inerente à nossa capacidade de atingir um alvo e chegar a algum lugar, é a capacidade de entender a dependência de Deus, e que Nele, e somente através Dele, podemos verdadeiramente nos tornar **mais do que vencedores**!

Quando o apóstolo Paulo, preso, escreveu uma carta aos Filipenses, ele afirmou: "Tudo posso naquele que me fortalece." (Filipenses 4:13). Ele escreve estando preso, depois de ter passado por tantas batalhas, de tantos açoites, de tanta dor na alma e no corpo, depois de ter sido condenado injustamente. Depois de tudo isso ele entende que o "poder todas as coisas" é poder passar por todos os processos estando em Deus!

Quando eu escrevo "você pode vencer o câncer", escrevo sob a perspectiva da fé, escrevo compartilhando minha experiência, pois, se venci, foi porque Deus nunca me deixou desistir, e até quando pensei em parar de lutar, ele sussurrou no meu ouvido: "Estou com você, e agora não é hora de parar!".

"Ensinando-os a obedecer a tudo o que eu lhes ordenei. E eu estarei sempre com vocês, até o fim dos tempos." (Mateus 28:20). Essa batalha vai passar!

PARA VENCER,
VOCÊ PRECISA CRER
QUE O PROPÓSITO
DE DEUS PARA A
SUA VIDA FOI GERADO
ANTES MESMO DE
VOCÊ NASCER.

propósito

A dor vai passar! Tudo vai passar, porque há um tempo determinado para tudo nesta vida!

O relógio de Deus não falha. E o tempo da espera é o tempo do aperfeiçoamento, é tempo de gerar as promessas de Deus em você para que, somente depois, seja através de você! Nas batalhas da vida, Deus sempre se faz presente quando O buscamos. Eu me lembro que, no início do meu tratamento oncológico, o protocolo de quimioterapia que foi recomendado era esquema Folfox, um processo de tratamento para pacientes com câncer no intestino.

A guerra já tinha nome: câncer
A batalha: doze ciclos de quimioterapia
A vitória:
EU JÁ VIA PELOS OLHOS DA FÉ: A CURA

E você já consegue identificar a guerra que está travando? Para vencer uma guerra, é necessário saber contra quem se está lutando, pois um estrategista só consegue estudar seu adversário e fazer seu plano de guerra se antes souber quem ele é.

Toda guerra é composta de pequenas batalhas. Se você, assim como eu, teve dificuldades em admitir contra o que lutava e quem era seu adversário, eu o encorajo a realizar um exercício. Passei por um processo para dizer o nome de contra quem eu lutava, embora já soubesse quem era. No entanto, entre saber, se posicionar e ter uma estratégia, são enormes passos de uma batalha a ser estudada.

Assim, convido você a fechar os olhos e pedir a Deus que o ajude a enxergar contra o que você tem lutado, respondendo a seguir.

Qual é o nome da guerra?

____

Quantas batalhas você vê à sua frente?

____

Pela fé, escreva a vitória dessa guerra:

____

____

____

____

____

____

Entre saber, conhecer e aceitar lutar há um caminho desconhecido chamado TEMPO. E aprender a descansar na seara do desconhecido é muitas vezes assustador. Deus, como um bom pai, conhece seus filhos e sabe do que precisamos antes mesmo que venhamos a pedir. Eu precisava tanto de fé, de força, de coragem para entrar de vez nessa guerra que até então nem o nome dela eu conseguia pronunciar.

Então, tive uma grata surpresa no primeiro ciclo de quimioterapia. Lembro como se fosse hoje quando recebi a visita em minha casa da pastora Helena Tannure. Ela veio ministrar em Teresina, e os irmãos que estavam com ela comentaram da batalha que eu estava enfrentando, e perguntaram se ela poderia me visitar.

Muitas vezes, quando visitamos alguém enfermo, não podemos medir quanto abençoamos a vida daquela pessoa, que precisa não de uma visita, mas do amor de Jesus manifestado em palavras e atitudes. Meu presente de encorajamento de Deus foi receber a visita dessa pastora, dessa mulher de Deus que, ao chegar, ministrou ao meu coração uma linda canção, e adorou a Deus ao meu lado no leito.

Lugares Altos[5]

O Senhor é a minha força

Ele faz os meus pés como os da corsa

---

5 LUGARES Altos. Intérprete: Helena Tannure. *In*: Quero me apaixonar. Belo Horizonte: Diante do Trono, 2003.

O Senhor, o soberano
Me faz andar em lugares altos
Ele me faz andar
Ele me faz andar
Ele me faz andar em lugares altos
Ele me faz andar
Ele me faz andar
Ele me faz andar em lugares altos
Acima dos problemas, acima das tribulações
Acima do pecado, acima das tentações
Acima das minhas dores, acima das perseguições
Acima deste mundo, acima das desilusões
Mais puro, mais puro, mais puro, mais puro
Mais santo, mais santo, mais santo, mais santo
Mais livre...

Na dor da batalha do primeiro ciclo de quimioterapia, Deus me fez entender que andar em lugares altos é realmente andar acima de toda dor, de toda realidade que talvez você não quisesse – assim como eu não queria naquele momento. Entendi, porém, que esses lugares são altos justamente porque Deus nos eleva à altitude na qual nada mais ecoa tão forte quanto a sua voz confiante nos dizendo: "Vai dar certo, você vai vencer, pois eu estou com você!".

Somente no alto temos essa perspectiva! Somente acima dos meus problemas, em um lugar onde eu poderia enxergar com os olhos da fé, e não com os olhos marejados de lágrimas que tornavam a visão tão turva, eu teria as expectativas renovadas. E nesse dia, no leito de dor física, na batalha da alma, a adoração encheu o ambiente externo e inundou meu interior. As lágrimas, em vez de deixarem a minha visão turva, passaram a limpar a dor; e à imagem de um rio, senti como se águas fossem passando e limpando toda a dor que estava em mim.

Nesse momento, a pastora Helena me entregou uma palavra:

— Querida Amanda, assim como um bebê é gerado por nove meses no ventre de sua mãe, Deus está gerando uma nova vida em você!

Eu sabia que a guerra era contra o câncer, que a batalha eram doze ciclos de quimioterapia, mas eu ainda não sabia quanto tempo o tratamento duraria – afinal, não podemos medir nem prever as intercorrências que aconteceriam durante essa batalha. E entre reações alérgicas à própria quimioterapia, resultados de leucopenia, ajustes e reajustes de medicação e de intervalos de aplicação de quimioterapia, ao final de todo o tratamento havia passado exatos nove meses... Pude olhar para trás e ver que Deus desde o princípio sabia o fim de tudo. Assim como hoje ele o vê, ele o enxerga na sua dor, e ele já sabe o fim!

Ciclo após ciclo, etapas foram vencidas, situações foram concluídas, batalhas foram transpassadas, novas experiências foram acrescentadas, e eu pude experimentar um outro nível de relacionamento com Deus.

DEUS NOS ELEVA
À ALTITUDE NA
QUAL NADA MAIS
ECOA TÃO FORTE
QUANTO A SUA
VOZ CONFIANTE.

onfiante

Em poucas palavras...

Muitas vezes, chegamos a nos perguntar: qual é o propósito que existe na dor? A dor nos leva a lugares profundos em Deus, a conhecer não mais só por ouvir falar Dele, mas a ter as próprias experiências com Ele e, assim, celebrar o novo nível a que você foi levado!

Após a experiência do deserto ser vencida, Deus nos habilita a desfrutar de um nível de confiança e entendimento que Nele estamos preparados para vencer todas e quaisquer batalhas que se levantem contra nós.

Deus tem sempre algo novo para Seus filhos. Eu oro para que você creia e receba pela fé tudo aquilo que Ele tem reservado para a sua vida. Ainda que você não veja, creia, porque Ele está agindo a seu favor!

Lembre-se

"Ora, a fé é a certeza daquilo que esperamos e a prova das coisas que não vemos."
(Hebreus 11:1)

Eu não estou vendo, mas sei, confio e descanso, pois algo novo Ele está fazendo!

Capítulo 7

A QUIMIOTERAPIA

"Todavia, como está escrito:
'Olho nenhum viu, ouvido nenhum ouviu,
mente nenhuma imaginou o que Deus
preparou para aqueles que o amam'."

(1 Coríntios 2:9)

A cada etapa vencida e a cada dificuldade superada, experimentava um novo modo de relacionamento com Deus. Às vezes nos perguntamos qual o propósito que existe na dor. Eu me lembro que uma pessoa me disse: "Amanda, você ainda vai se lembrar desse tempo com saudade". Quando escutei isso, não entendi. Como sentir saudade de estar doente? Com o passar do tempo, porém, entendi que não se tratava de sentir saudade da dor, mas sim do sentimento verdadeiro, real e genuíno que aquele momento estava produzindo em mim, na minha família e em todos os envolvidos.

O câncer foi a pior e a melhor coisa que me aconteceu. Pior porque ninguém quer sentir dor, e fazer as sessões de quimioterapia é muito ruim; a melhor porque produziu em mim e na minha família um verdadeiro sentido para a vida. Não estamos aqui simplesmente para trabalhar, pagar contas, viajar e guardar dinheiro para a velhice... Deus nos deu um presente que se chama VIDA, soprou em nós o fôlego de vida e nos tornou seres viventes. A dor nos traz a realidade, o que de fato importa.

A quimioterapia mostrou a fragilidade do meu corpo diante do bombardeio de medicações. A cada ciclo, eu sentia como se uma guerra fosse travada dentro de mim. A força que vem de Deus, no entanto, me colocava de pé e me tornava forte para a batalha.

O primeiro ciclo foi como se uma bomba atômica tivesse sido lançada dentro de mim. Eu não tinha fome. Minha garganta parecia ter espinhos. Até mesmo beber água provocava uma enorme dor. Comer? Nem pensar...

Os ciclos avançavam e meu corpo dava sinais da devastação que ocorria. Emagreci quase 15 quilos. Muitas vezes não tinha força para ficar em pé. O cansaço me consumia. No sexto ciclo, tive uma reação alérgica à quimioterapia, e meu oncologista achou melhor retirar um dos componentes quimioterápicos que eu tomava e seguir com os outros medicamentos.

Eu chorei, senti dor, medo, desespero, vontade de sair correndo, de não acreditar que aquilo tudo estava acontecendo. Quantas e quantas vezes me sentia como se tivessem me jogado em um filme de terror. Mas, mesmo na guerra, na luta para vencer todos os sentimentos e situações, nem tudo é dor.

Lembro-me de Paulo e Silas que, presos no cárcere, adoraram a Deus e as cadeias da prisão se romperam. Eles, porém, não fugiram, pois, na verdade, não eram as cadeias que os prendiam ali: eles estavam em prisão, em dor e sofrimento, mas o propósito de Deus para as suas vidas gritava e ecoava mais alto em seus corações. Quando entendemos isso, a dor durante o processo pelo qual passamos torna-se suportável, porque não olhamos para ela, e sim para os frutos produzidos.

"Por volta da meia-noite, Paulo e Silas estavam orando e cantando hinos a Deus; os outros presos os ouviam. De repente, houve um terremoto tão violento que os alicerces da prisão foram abalados. Imediatamente todas as portas se abriram, e as correntes de todos se soltaram. O carcereiro acordou e, vendo abertas as portas da prisão, desembainhou sua espada para se matar, porque pensava que os presos tivessem fugido. Mas Paulo gritou: 'Não faça isso! Estamos todos aqui!'. O carcereiro pediu luz, entrou correndo e, trêmulo, prostrou-se diante de Paulo e Silas. Então levou-os para fora e perguntou: 'Senhores, que devo fazer para ser salvo?'. Eles responderam: 'Creia no Senhor Jesus, e serão salvos, você e os de sua casa'. E pregaram a palavra de Deus, a ele e a todos os de sua casa.

Naquela mesma hora da noite o carcereiro lavou as feridas deles; em seguida, ele e todos os seus foram batizados. Então os levou para a sua casa, serviu-lhes uma refeição e com todos os de sua casa alegrou-se muito por haver crido em Deus."

(Atos 16:25–34)

A quimio era a minha prisão, mas também era a minha libertação. Estive com Deus, e vi, senti e experimentei Seu amor, nas dores e na alegria. Ele não muda, Seu amor é o mesmo e nada pode mudar isso a não ser você! A decisão é sua em continuar a crer independentemente das circunstâncias, favoráveis ou não – o foco está no que ela produzirá.

Assim como Paulo e Silas cantaram louvores a Deus na dor da prisão, escolhi crer que, por causa de todas as batalhas dessa imensa guerra que eu estava vivendo com Jesus ao meu lado, eu já era vitoriosa. Pois sem Ele nada eu poderia fazer.

Meu processo foi difícil. Houve dor, lágrimas, mas também bênçãos, e hoje eu entendo como um presente de Deus. Pude entender quem eu verdadeiramente era.

ESTIVE COM DEUS, E VI, SENTI E EXPERIMENTEI SEU AMOR, NAS DORES E NA ALEGRIA.

Certo dia meu filho chegou para mim e disse:

— Mamãe, quando nós vamos voltar a ser uma família normal?

E eu perguntei a ele:

— Por quê? Nós não somos uma família normal?

Ele me respondeu:

— Mãe, você nunca mais me levou para a escola.

Aquilo tocou fundo o meu coração. Meu menininho de 3 anos me perguntando e me dizendo o que ele sentia da forma que ele sabia dizer. Eu não saía de casa porque minha taxa de leucócitos estava muito baixa, e eu não podia me expor de maneira alguma. Qualquer gripe que eu contraísse, por mais simples que fosse, seria muito perigosa para o meu organismo. Porém, nesse dia, a fala do meu filho foi o gatilho para o encorajamento. Eu disse a ele:

— Hoje, meu filho, a mamãe vai levar você para a escola.

Eu estava fazendo sessão de quimioterapia nesse dia, por isso carregava comigo a bolsinha de infusão durante os três dias do ciclo. Mesmo assim, coloquei meu filho dentro do carro e fui levá-lo à escola. No meio do caminho, ele falou:

— Mãe, eu quero gritar.

— E o que você quer gritar, meu filho? — perguntei.

Aquele menininho abriu o vidro do carro e, com seu pulmão cheio de ar e de vontade, gritou bem alto para o mundo ouvir: "Aleluia, Jesus cura!".

Ele tinha só 3 anos! Quando escutei isso, também baixei o vidro do carro e gritamos juntos muitas vezes, com muita força, com muita vontade: "ALELUIA, JESUS CURA!".

Chegamos à escola e, logo que entramos, as crianças começaram a me olhar, pois o uso de máscara não era algo tão comum quanto durante a pandemia. Então ele me perguntou:

— Mamãe, as crianças estão todas te olhando. Por quê?

Eu, inspirada por Deus e encorajada por Ele:

— Porque a mamãe é tão linda que todos os seus amigos estão olhando para mim e pensando: *Nossa! Como a mamãe do Heitor é linda e forte!*

Só eu sabia como estava me sentindo ali. Contudo, ver meu filho feliz pelo simples fato de a sua mãe estar levando-o para a escola fez tudo valer a pena. A dor traz consigo cansaço, abatimento e tantos outros sentimentos que querem nos fazer parar. Mas estou aqui para lhe dizer: há beleza no processo.

NÃO LANCE FORA A ESTAÇÃO QUE LHE É PROPOSTA! Acelerar o processo e pular etapas não fará a obra completa em você, e o resultado nunca será o mesmo se comparado àquele que se submeteu aos processos.

Durante os desafios da vida, encontro sempre na palavra de Deus a direção de que preciso. A Bíblia é o manual de vida, e já perdi a conta de quantas vezes a leitura regou meu coração de fé, esperança e coragem para viver o novo de Deus.

Lembro-me de que a cada ciclo de quimioterapia, Deus levantou minha cunhada Francialza para me lembrar que Ele cuidava de mim e estava ao meu lado em cada processo.

Ela orava e Deus falava com ela na palavra Dele. Então, ela fazia um lindo cartaz para mim, com o versículo que Deus havia trazido ao seu coração, e o número de quimios que havia passado. A partir do sexto ciclo, começamos a contagem regressiva – já havia caminhado metade do percurso, agora era só "descer ladeira", como as pessoas diziam.

É muito fácil a gente querer desistir durante uma batalha. Às vezes, a gente desiste por não enxergar a vitória dessa guerra. E a gente acha que as pequenas conquistas que atingimos estão muito distantes da verdadeira vitória. Quando falamos em vencer, pensamos que significa ocupar o primeiro lugar do pódio. No entanto, muitas vezes vencer se trata de superar a nós mesmos: vencer as nossas emoções, o nosso ser almático, a procrastinação, a desistência, a zona de conforto. Avançar é desafio.

Quando o apóstolo Paulo diz: "Tudo posso naquele que me fortalece." (Filipenses 4:13), ele faz essa afirmação depois de ter sido condenado injustamente, açoitado. E Paulo entende que o poder de todas as coisas está em não se considerar vitorioso por alcançar o resultado daquilo que acredita ser bom, mas sim nas situações e nos desafios da vida que consegue vencer.

Reflexão

Quando eu afirmo que você pode vencer o câncer, é porque eu entendi que a autoridade de Deus nos habilita e nos capacita a vencer a nós mesmos. Quando você pode vencer o câncer, você pode vencer a si mesmo.

Quando você pode vencer a depressão, a inconstância, a ansiedade, pode vencer a si mesmo.

Compreendi que eu não venci só quando cheguei ao fim das sessões de quimioterapia; quando venci todo

aquele processo de angústia, de dor, de ansiedade, de medo, quando chegou ao fim, outra batalha se levantou diante de mim. Entendi que a vida de todos nós é feita de batalhas, de pequenas lutas que travamos em uma grande guerra. A guerra de viver. O desafio da vida.

Um dia após a minha tão aguardada cirurgia de reversão de colostomia, depois de nove meses sem ir ao banheiro normalmente – algo a que não damos valor e que consideramos tão pequeno –, eu me lembro de que fui ao banheiro e me ajoelhei diante do vaso sanitário. Eu abraçava tanto o vaso e dizia: "Meu Deus, esse é cocô mais lindo que eu já vi". E tudo aquilo que eu tinha de frescura, de nojo, acabou. "Senhor, obrigada".

Quase três anos depois, não há uma única vez que eu vá ao banheiro e não agradeça a Deus pelo meu intestino funcionar normalmente, da forma que o Senhor formou e fez.

Deus me habilita a ter confiança de que vou vencer as batalhas que se apresentarem à minha frente, e o que sustenta isso se chama fé! Fé em Deus não é ler a Bíblia, mas sim viver a Bíblia; não é ir à igreja, mas é ser igreja onde você andar; não é crer quando tudo acontece do modo como eu quero e espero, mas é ter convicção de que a vontade de Deus

A VIDA DE TODOS NÓS
É FEITA DE BATALHAS,
DE PEQUENAS LUTAS
QUE TRAVAMOS EM
UMA GRANDE GUERRA.
A GUERRA DE VIVER.
O DESAFIO DA VIDA.

desafio

está sendo realizada a despeito da minha expectativa ter sido frustrada; é posicionamento diante da verdade, diante do que Deus falar.

Fé não é misticismo, não é sacrifício, não é dar: é entregar, doar, acreditar que, se Deus falou e prometeu, Ele é fiel e justo para cumprir; é dar o passo, mesmo que não tenha o chão, e saber que Ele vai sustentá-lo. Fé é para todos, mas nem todos são loucos o suficiente para uma vida de fé! Fé é crer no que se espera, mesmo que seus olhos não vejam; é armadura de proteção, é suportar a pressão, sem abrir mão nos combates da vida, de crer em Deus!

"Fui crucificado com Cristo. Assim, já não sou eu quem vive, mas Cristo vive em mim. A vida que agora vivo no corpo, vivo-a pela fé no filho de Deus, que me amou e se entregou por mim."

(Gálatas 2:20)

FÉ É CRER NO
QUE SE ESPERA,
MESMO QUE
SEUS OLHOS
NÃO VEJAM.

Em poucas palavras...

Tudo nos é dado gratuitamente: o ar que respiramos, saúde... E o que uma jovem de 29 anos entende disso? Como eu sou grata a Deus pelo ar que respiro, porque tantas vezes uma sonda nasogástrica me impediu de respirar normalmente. Como sou grata a Deus por ir ao banheiro normalmente, porque o meu sonho durante nove meses foi poder usar o assento sanitário como todo mundo. São coisas tão pequenas e que são tão gigantes, ou melhor, são coisas tão gigantes que nós, muitas vezes, fazemos parecer pequenas.

Seja grato por tudo que você tem e perceba a bênção de Deus diante de tudo que gratuitamente nos é ofertado.

Lembre-se

"Assim, permanecem agora estes três: a fé, a esperança e o amor. O maior deles, porém, é o amor."

(1 Coríntios 13:13)

Capítulo 8

DESISTIR

O pastor Rafael Conrado diz:
"O processo dói, mas o propósito
cumprido cura a dor do processo".
Todo esse processo que eu vivi do câncer
me levou ao sentido de propósito de vida.

Se eu penso em desistir, é porque quero desistir de coisas que me incomodam. Quantas e quantas vezes eu quis desistir da quimioterapia e aceitar que aquela doença existia e estava no meu corpo. Porque o processo doía demais, eram dores infinitas. E se eu estava pensando em desistir, era porque algo que eu estava vivendo estava me incomodando. Muitas vezes, porém, as dores que a gente experimenta são pra viver algo mais profundo. Para subir a escada, a gente primeiro tem de olhar para cima e ver quantos degraus há pela frente. Alguns desistem; outros perseveram até chegar ao topo. Eu me lembro de quando eu era estudante de Direito. Diziam-me assim: "Ah, para concurso público, só há dois caminhos: aqueles que passam e aqueles que desistem". Quando coloca o prefixo "de" na frente de existir, você passa da condição de existência para a condição de desistência. Ou seja, você desistiu, mas não deixou de existir. Eu sempre gosto de me lembrar de alguns momentos importantes da minha vida em que eu não desisti, mas que falei com Deus e veio à minha lembrança o que Deus falou a Josué, que queria desistir da missão que ele tinha pela frente, que era seguir com o legado que Moisés havia deixado para ele. Ele se viu tão pequeno, tão incapaz, tão fraco.

Assim somos nós frente aos desafios da vida. Olhamos para as nossas capacidades, habilidades e dons, mas, ao mesmo tempo encorajados, somos afrontados por pensamentos que querem nos fazer parar.

Josué pensou em desistir frente à missão que lhe estava proposta porque o medo era maior, e isso é o que nos leva tantas vezes a querer desistir: o medo! Deus, já sabendo disso, orientou a Josué – assim como nos instrui em sua palavra – sobre o que fazer para não desistir e perseverar em ir em frente para cumprir o chamado:

> "Depois da morte de Moisés, servo do Senhor, disse o Senhor a Josué, filho de Num, auxiliar de Moisés:
>
> Meu servo Moisés está morto. Agora, pois, você e todo este povo, preparem-se para atravessar o rio Jordão e entrar na terra que eu estou para dar aos israelitas.
>
> Como prometi a Moisés, todo lugar onde puserem os pés eu darei a vocês.
>
> Seu território se estenderá do deserto ao Líbano, e do grande rio, o Eufrates, toda a terra dos hititas, até o mar Grande, no oeste.

> Ninguém conseguirá resistir a você, todos os dias da sua vida. Assim como estive com Moisés, estarei com você; nunca o deixarei, nunca o abandonarei.
>
> Seja forte e corajoso, porque você conduzirá esse povo para herdar a terra que prometi sob juramento aos seus antepassados.
>
> Somente seja forte e muito corajoso! Tenha o cuidado de obedecer a toda a lei que o meu servo Moisés lhe ordenou; não se desvie dela, nem para a direita nem para a esquerda, para que você seja bem sucedido por onde quer que andar.
>
> Não deixe de falar as palavras deste Livro da Lei e de meditar nelas de dia e de noite, para que você cumpra fielmente tudo o que nele está escrito. Só então os seus caminhos prosperarão e você será bem-sucedido.
>
> Não fui eu que lhe ordenei? Seja forte e corajoso! Não se apavore, nem se desanime, pois o Senhor, o seu Deus, estará com você por onde você andar." (Josué 1:1-9)

Assim como Josué ficou atemorizado diante de tudo que estava à sua frente, você também pode se sentir incapaz de vencer essa situação que está enfrentando, seja câncer, depressão, dores emocionais, feridas, angústias e medo. Vencer com Jesus, é simplesmente vencer. Deus disse para ele: "Seja forte, Josué, não temas, pois Eu estarei contigo por onde quer que tu andares". Então Josué se encheu de coragem e o Espírito Santo que morava dentro dele o capacitou para prosseguir e viver o chamado.

O peso de desistir vai ser contínuo na vida daqueles que não avançam, porque você vai continuar existindo e vai pensar como teria sido se tivesse tentado. Tentar é caminhar, avançar, atravessar... Atravessar os desertos da vida e sempre lembrar de que Deus está com você em todos os momentos.

Ele se movia por um propósito. Qual é o seu propósito?

Ter a convicção de quem é você e em Deus, com uma identidade bem estabelecida, vai ajudá-lo a manter-se focado e seguir adiante. Afinal, se Deus lhe prometeu algo, Ele é fiel e justo para cumprir (Hebreus 10:23). O que acontece, na maioria das vezes, é que pelo cansaço da luta diária e dos desafios que se levantam diante de nós acabamos desistindo.

Algumas vezes já fui tentada a desistir. Lembro-me, por exemplo, de que em 2016, no mês de novembro, aproximadamente um ano após a cirurgia de retirada do cateter e da reversão da bolsa de colostomia, eu estava na expectativa de como celebraria meu novo um ano de vida nova. E seria em grande estilo!

Logo que concluí as sessões de quimioterapia, decidi fazer a retirada do cateter. Muitas pessoas optam por permanecer com ele, pois, para implantá-lo, é necessário um procedimento cirúrgico. Contudo, ao realizar o último protocolo de quimioterapia, decidi retirá-lo assim que pudesse. Afinal, eu me sentia e me via curada, mas precisava agir como tal.

ATRAVESSAR OS DESERTOS DA VIDA E SEMPRE LEMBRAR DE QUE DEUS ESTÁ COM VOCÊ EM TODOS OS MOMENTOS.

Deus

Entre estar, sentir, ver e ser é uma longa jornada! E essa jornada ocorre a passos gradativos, aparentemente pequenos e, algumas vezes, até tímidos. No entanto, àqueles que decidem não paralisar, mas sim continuar, sem deixar de acreditar e de contemplar pela fé, realmente vale a pena o esforço para chegar lá! Eu precisava viver e trazer à existência a realidade que pela fé eu já contemplava: **estou curada**. E, se assim estou, não preciso do cateter. Por isso, logo que meu médico autorizou, marquei a cirurgia e o cateter foi retirado. Eu estava pronta para comemorar realizando um grande sonho: correr uma meia maratona com meu marido!

O dia da corrida chegou e eu estava muito ansiosa, afinal correr meia maratona exige condicionamento físico, preparo mental e concentração. O dia da corrida é apenas a coroação dos meses que você se dedicou treinando, é o dia de desfrutar, porque antes você já trabalhou seu corpo.

Posso me lembrar da alegria que sentia a cada quilômetro passado, a cada meta atingida eu celebrava, gritava: "Aleluia, eu venci! Eu venci o câncer! Deus é bom!".

Daqueles que me ouviam sem saber o motivo que me levava a celebrar, eu apenas via acenos e palmas. Mas, para mim, cada grito era uma expressão de libertação. Eu estava ali: havia vencido o medo, a dor, o desafio. Era maior do que eu podia traduzir em palavras. Eu simplesmente não havia desistido e podia gritar: "**EU VENCI!**" E, mais do que ninguém, eu sabia o que aquela corrida significava para mim!

Foi então que, no quilômetro dezessete, já perto do fim, faltando apenas quatro quilômetros para completar a meia maratona, vi à minha frente uma mulher cuja tatuagem nas costas me chamou a atenção. Ela tinha o símbolo do *Ironman*.

Fiquei pensando no desafio que era ser um *ironman*. Afinal, antes de correr uma maratona inteira, isto é, 42,195 km de corrida, a pessoa ainda precisa nadar e pedalar. E enquanto eu estava ali, tomada por meus pensamentos e com o foco de concluir a minha meta da meia maratona, percebi essa corredora *ironman* diminuindo os passos até o ponto de parar. Sim, ela parou. Fiquei olhando e, à medida que ia me aproximando, senti uma enorme frustração. Não, ela não podia parar. Ela estava perto de terminar, faltava muito pouco... **Eu não podia deixá-la desistir!**

Então, à medida que me aproximei, comecei a correr próximo a ela e passei a gritar: "Você não pode parar! Vamos lá! Falta pouco! Não desista!".

No entanto, mesmo que eu gritasse todas as frases motivacionais que existem, essa mulher continuava com a cabeça baixa, as costas encurvadas... e não se movia.

Fiquei pensando e pedi a Deus que me ajudasse a não deixá-la desistir. Foi então que, sob uma divina inspiração, olhei para aquela mulher que, depois de escutar todos os meus gritos e súplicas infundados na minha rasa argumentação de que ela simplesmente não poderia parar, eu disse baixinho e suavemente:

— Lembra quem você é! Você é uma *IRONMAN*!

Ah... se tivesse um vídeo que registrasse essa cena que ainda hoje trago na memória! A mulher, depois de escutar o que eu havia dito, levantou a cabeça, respirou fundo e correu! Correu tanto e tão velozmente que eu não consegui acompanhá-la. Ao vê-la sair correndo, uma alegria invadiu meu coração. Compreendi que, diante de desafios que nos levam à tentação de desistir, precisamos apenas nos lembrar de quem somos. Uma identidade firmada e segura em Deus será o combustível para abastecer o coração na firme convicção de que em Deus somos mais do que vencedores. E se Ele lhe prometeu algo, Ele vai cumprir! Aquela mulher precisava somente se lembrar de quem ela era!

Ela precisava enfrentar os pensamentos que a estavam induzindo a desistir e a não assumir sua identidade! Em muitas situações em que somos tentados a desistir, o que precisamos é apenas nos lembrar de quem somos em Deus!

Reflexão

Na jornada da vida, muitas vezes a rota precisa ser alterada para que não venhamos a colidir e naufragar. Podemos organizar e planejar a rota, mas não sabemos o que virá adiante, afinal a vida é um presente diário que nos surpreende de

várias maneiras. Mas precisamos entender, mais do que nunca, que mesmo sabendo a rota, o caminho para o destino final é somente um: Jesus! *JESUS é o caminho, a verdade e a vida. Ele é quem governa sobre nós!* Ele é o farol da nossa vida. E sabem qual é a função do farol? A função do farol é iluminar, seu propósito é ajudar na navegação. Ele indica às embarcações a proximidade de locais perigosos, da costa ou de um porto. Por isso, além de ser alto, ele emite uma luz forte do topo da torre que pode ser vista a quilômetros de distância.

Existe um farol na nossa vida! Existe um farol que é luz em meio às trevas. Existe um farol que é a resposta para o dia mau. Existe um farol que ilumina as áreas escuras da nossa vida e nos ajuda a perseverar e navegar em meio às adversidades. Esse farol é Jesus, e por meio de sua palavra somos encorajados a ser cheios e constantes para a plenitude de VIDA que NELE HABITA!

Tantas vezes as nossas emoções querem nos paralisar e nos fazer desistir, levar-nos ao confronto, nos abater e naufragar. Diante dessas situações, é necessário nos lembrarmos do que diz o salmo 46:1–5.

"Deus é o nosso refúgio e a nossa fortaleza, auxílio sempre presente na adversidade.

Por isso não temeremos, embora a terra trema e os montes afundem no coração do mar, embora estrondem as suas águas turbulentas e os montes sejam sacudidos pela sua fúria. Há um rio cujos canais alegram a cidade de Deus, o Santo Lugar onde habita o Altíssimo. Deus nela está! Não será abalada! Deus vem em seu auxílio desde o romper da manhã."

(Salmos 46:1–5) (Selá.)

Ele é o farol que ilumina a nossa vida e nos ajuda a navegar entre as angústias, as ansiedades e as dores da alma, e Nele há a certeza de encontrarmos a resposta para vencer cada momento difícil de nossa vida. Ele é o farol que nos indica a direção e ajusta as nossas emoções!

UMA IDENTIDADE FIRMADA E SEGURA EM DEUS SERÁ O COMBUSTÍVEL PARA ABASTECER O CORAÇÃO.

Em poucas palavras...

Jesus não se movia por necessidade. Ele se movia por um propósito. Qual é o seu propósito?

Lembre-se

"Contudo, aos que o receberam, aos que creram em seu nome, deu-lhes o direito de se tornarem filhos de Deus."

(João 1:12)

Capítulo 9

ENTENDENDO AS ESCOLHAS

"Conhecer a Deus nos sustenta em nossos momentos mais sombrios e nos ensina a diferença entre o que passa e o que permanece... Nosso relacionamento com o Senhor nos dá uma perspectiva diferente sobre a vida. Sabemos o que importa. Sabemos o que permanece e o que passa, e escolhemos o que dura eternamente."

(*A mulher que Deus usa*, Alice Mathews)

Entre **saber** o que se deve fazer e **escolher** agir, há uma longa jornada. Meus filhos sabem que devem estudar, mas, na maioria das vezes, escolhem jogar videogame. Eles sabem o que deve ser feito, mas escolhem conscientemente agir pela satisfação imediata de seu desejo. Podemos pensar que eles agem assim por serem crianças. Contudo, a maioria de nós, adultos, conscientes de nossos deveres, escolhemos tantas vezes o que nos satisfaz, independentemente das consequências.

No caso dos meus filhos, a escolha pelo videogame certamente acarretará o acúmulo de tarefas que não foram realizadas, horas a mais de estudo e alguns dias sem jogar o videogame. No nosso caso, porém, as escolhas de prazer imediato, de satisfação pessoal egoísta, certamente acarretarão consequências mais drásticas do que não jogar videogame. Essas escolhas, impulsionadas pelo desejo sem a consciência de paz e de que se está no caminho certo, geralmente nos afastam do propósito de Deus.

Escolhas, escolhas e mais escolhas. Assim é a nossa vida, repleta de escolhas. Afinal, Deus nos concedeu o livre-arbítrio, e escolher faz parte da vida do ser humano desde o Éden, quando Eva escolheu provar a fruta da árvore da ciência do bem e do mal, a qual ela não deveria comer nem tocar. Mesmo instruída e sabendo o que deveria fazer, ela decidiu agir em discordância da orientação que havia recebido e sofreu as consequências de suas escolhas. Não somente ela, mas todas as gerações posteriores até os nossos dias.

Escolhas egoístas geram consequências que nos afastam do propósito de Deus. Se permanecermos Nele, nossas escolhas são inspiradas pela presença do Espírito Santo. Assim, frutificamos, conscientes das consequências de nossas escolhas, para florescer e não padecer mediante a desobediência. Escolher nem sempre é fácil, mas escolher errado sempre gera resultados mais difíceis e até desastrosos.

Por isso, fixei no quadro a seguir algumas escolhas que faço diariamente, pois, consciente delas, quando o dia mau chegar, vou trazer à memória o que eu decidi escolher e acreditar!

Nem sempre tive consciência das minhas escolhas, mas depois que conheci **Jesus:**

Escolho o que é ETERNO, e não fugaz;

Escolho dar frutos que permaneçam, e não que só satisfaçam meu desejo pessoal;

Escolho a boa, perfeita e agradável vontade Dele para a minha vida, ainda que eu não entenda absolutamente nada;

Escolho Nele confiar;

Decido diariamente andar com Deus e juntar tesouros no céu, onde nada pode destruir ou desvalorizar aquilo que lá é semeado;

Eu escolho amar quem me feriu, perdoar quem me traiu, acreditar mesmo que me faltem motivos reais para crer;

Escolho viver pela fé;

Escolho seguir a palavra de Deus e pautar minhas escolhas e decisões no que a Bíblia diz que eu devo ser e escolher;

Eu escolho Deus.

Mas e quanto a você, o que tem decidido escolher?

Talvez, ao ler as escolhas acima, você possa se questionar: ah, eu não escolhi a vida que tenho; não escolhi ser traída, violentada; não escolhi perder meu filho e aqueles que amo; não escolhi que o alcoolismo entrasse na minha família; não escolhi o transtorno mental, a fome, a miséria, a dor, a pobreza, a humilhação; não escolhi o abandono e a rejeição.

Entre os exemplos que apresentei, talvez algum deles faça parte de sua história. Ao ler essas palavras, porém, a minha oração de todo o meu coração é que você seja encorajado pela fé a vencer situações que assolaram a sua história e que você não escolheu viver, mas que chegaram até você e fazem parte da sua vida.

E se você me perguntar: Como isso pode acontecer? Como vencer uma história de vida repleta de dor?

Eu só conheço um caminho, e se chama JESUS!

Ele escolheu levar na cruz o pecado da humanidade para nos trazer salvação e vida eterna.

Jesus escolheu viver a dor da rejeição, humilhação, açoites, maus-tratos e abandono para cumprir o propósito que só Ele poderia realizar: redimir o pecador de uma vida de condenação eterna para uma vida de salvação eterna.

Eu não imagino outro modo de vencer, senão por meio de Jesus e da cruz. A cruz é a vitória sobre a morte eterna, são os nossos pecados perdoados e a esperança da eternidade com Cristo!

Há esperança de uma vida transformada, de rejeição e de dor, para a restauração de todos que, encorajados pela fé a crer em Jesus como único e suficiente salvador, podem, com Ele, vencer o dia mau e desfrutar da vida plena que Deus nos oferece! Não é uma vida sem problemas, mas, apesar de constituir uma existência cheia de desafios, em cada um deles, você terá Deus Todo-Poderoso ao seu lado!

Eu não escolhi ter câncer, mas eu escolhi pela fé em cristo vencer!

Vencer a doença, o diagnóstico, os maus prognósticos, a dor, o medo, a insegurança, a ansiedade, o desespero... eu escolhi vencer as minhas emoções.

Se o que você deseja estiver alinhado ao propósito de Deus para a sua vida, espere, confie e descanse, porque, no tempo Dele, Ele fará! Não escolhemos viver o dia mau, mas Deus também o criou e designou um propósito para isso.

"Quando os dias forem bons, aproveite-os bem; mas, quando forem ruins, considere:

Deus fez tanto um quanto o outro, para evitar que o homem descubra qualquer coisa sobre o seu futuro."

(Eclesiastes 7:14)

Em algumas versões, podemos ler a expressão "ruins" como dia mau. Então, diante desses dias, o que fazer?

O QUE O SUSTENTA NOS DIAS DIFÍCEIS E NAS NOITES ESCURAS DA VIDA?

O fato é que todos viveremos dias assim, e mais certo ainda é que desconheço quem deseje viver esses dias e se alegre neles. Não fomos criados para dor, perda, tristeza, angústias. Tudo isso é consequência do pecado e do mundo caído em que vivemos.

Muitas vezes, as lutas que chegam até nós podem nos paralisar. Você já se sentiu assim, paralisado frente a um grande desafio? Em algumas situações, não se trata de um dia mau, mas sim de uma estação inteira. O câncer foi assim na minha vida: uma estação má. Contudo, eu aprendi: **os cacos de nossa alma, diante das dores da vida, são a matéria-prima que, nas mãos de Deus, fará um lindo jardim florescer!**

Na jornada da batalha contra o câncer – e mesmo depois, na superação de cinco anos vivendo outros desafios –, aprendi algumas importantes lições

A CRUZ É A VITÓRIA SOBRE A MORTE ETERNA, SÃO OS NOSSOS PECADOS PERDOADOS E A ESPERANÇA DA ETERNIDADE COM CRISTO!

vitória

que quero compartilhar com você: três passos que me ajudaram e continuam me ajudando a vencer os desafios da vida!

1. PERCEBA: A DOR DO DIA MAU PODE CONSTRUIR ALGO BOM EM VOCÊ E A PARTIR DE VOCÊ!

Como assim a dor pode gerar algo bom? Eu sempre digo que o câncer foi a pior e a melhor coisa que me aconteceu. Pior porque ninguém gosta de sentir dor. As sessões de quimioterapia são horríveis, estar na condição de ausência de saúde e na impossibilidade de fazer acontecer seus sonhos e viver a sua vida é péssimo, sentir em seu corpo um cansaço gigante sem ter feito qualquer esforço porque você foi literalmente bombardeado por medicações quimioterápicas que o fragilizaram física e emocionalmente não é nada bom. No entanto, a partir dessa experiência de dor, de fragilidade e de vulnerabilidade eu encontrei onde repousar no dia mau e esperar ele passar enquanto contemplava pela fé o que Deus estava gerando de bom em mim.

Uma mulher resiliente que estava sendo testada na sua fé e que regava com lágrimas a esperança de que tudo aquilo iria passar – todos, não somente eu, sairiam mais fortes e mais unidos dessa experiência.

A dor me fez enxergar a saúde que tão gratuitamente Deus nos dá todos os dias. Eu, que nunca havia agradecido pelo fato de respirar, agora que havia usado uma sonda nasogástrica, que desconhecia o privilégio de respirar sem ter um cano no nariz, simplesmente agradecia.

A dor de sentar-se no assento sanitário e me esquecer de que, usando a bolsa de colostomia, não poderia usar o banheiro normalmente como antes, me fez valorizar até mesmo aquilo que desprezamos. Isso porque tão gratuitamente temos saúde e nosso corpo em perfeito estado que quase ninguém se atenta para o fato de que ir ao banheiro normalmente é um presente de Deus!

A dor gerou gratidão no meu coração pela vida, pela saúde, por respirar e por andar sem precisar de ajuda, por comer o que eu quisesse sem passar mal ou sentir dor. Ah, a dor me fez agradecer a liberdade de viver, de sonhar, de desfrutar da companhia de quem eu amo, e me ajudou a valorizar cada dia como um verdadeiro presente.

Momentos de adversidade nos fazem crescer!

A dor pode gerar no seu coração uma gratidão incomparável. Será que você consegue perceber? O que a dor tem gerado em você?

"Sabemos que Deus age em todas as coisas para o bem daqueles que o amam, dos que foram chamados de acordo com o seu propósito" (Romanos 8:28). Essa passagem de Romanos me faz lembrar de que Deus ordena todas as coisas a nosso favor! Então, não seja abalado diante dos gigantes, diante da dor, mas lembre-se de que algo bom está sendo gerado em você e, a partir de você, outros podem ser curados!

Quando você insiste em atravessar o deserto, e a não se conformar com os maus prognósticos que a vida pode lhe apresentar, você assume o propósito de Deus para a sua vida, pois, se a dor do outro o faz sofrer, é a causa que você também pode defender!

O câncer foi vencido. Deus me concedeu a graça de persistir no dia mau e a seguir com fé, mesmo quando minhas emoções e meu corpo queriam desistir. Insisti e cheguei até aqui, e hoje vejo com compaixão os que sofrem. No impulso de levar aquilo que carrego, vou até os doentes e oro, declarando no poder que há no nome de Jesus a cura dos céus! A dor que você venceu lhe confere autoridade diante daqueles que sofrem!

2. TOME POSSE DA ARMADURA DE DEUS E VENÇA OS GIGANTES QUE ESTÃO À SUA FRENTE!

Isso mesmo: desistir de vencer as adversidades é escolher pendurar as chuteiras e sair de campo quando o jogo ainda está rolando, enquanto o cronômetro ainda está marcando o tempo.

Desistir chega a ser cômodo! Deus nunca vai nos pedir algo antes que Ele mesmo lhe conceda o que você necessita para cumprir a missão que a você Ele confiar! Ele já nos equipou com tudo de que necessitávamos antes de iniciar a missão! Deus o chama para que você assuma seu dom, desenvolva-o com garra e compromisso. Para isso, ele já lhe conferiu a armadura sem a qual não podemos vencer as batalhas que estão diante de nós. Essa armadura está disponível para você!

> "Por isso, vistam toda a armadura de Deus, para que possam resistir no dia mau e permanecer inabaláveis, depois de terem feito tudo.
> Assim, mantenham-se firmes, cingindo-se com o cinto da verdade, vestindo a couraça da justiça e tendo os pés calçados com a prontidão do evangelho da paz.
> Além disso, usem o escudo da fé, com o qual vocês poderão apagar todas as setas inflamadas do Maligno.
> Usem o capacete da salvação e a espada do Espírito, que é a palavra de Deus.
> Orem no Espírito em todas as ocasiões, com toda oração e súplica; tendo isso em mente, estejam atentos e perseverem na oração por todos os santos.."
>
> (Efésios 6:13–18)

3. TENHA AGILIDADE EMOCIONAL

Susan David, psicóloga do corpo acadêmico da Universidade Harvard e coach executiva, há mais de vinte anos estuda emoções e as interações humanas. Ela explica que "Agilidade Emocional tem a ver com relaxar, se acalmar e viver com mais propósito".[6] Ou seja, ser ágil emocionalmente exi-

6 DAVID, S.; DUARTE, C. G.; DUARTE, E. G. **Agilidade emocional**: abra sua mente aceite as mudanças e prospere no trabalho e na vida. São Paulo: Cultrix, 2018.

girá que você respire fundo, mantenha a calma e viva a sua vida com alegria, com dinamicidade, com fé e com **propósito**!

Nos desafios de uma vida tão ativa e multitarefas na qual estamos imersos, precisamos aprender a responder com domínio sobre as nossas emoções, e não desprezá-las, oprimi-las e fingir que nada está acontecendo.

Se o medo não fizesse parte de nossas emoções, Deus não teria colocado esse sentimento dentro de nós. O que não podemos deixar é sermos dominados por elas. Essas emoções que consideramos "ruins" muitas vezes nos protegem do perigo.

Quando estava fazendo as sessões de quimioterapia, precisei usar um cateter, e me lembro de que eu tinha muito medo de o cateter mudar de posição enquanto eu dormia. Então, eu tinha um cuidado maior na posição de dormir. Passei a agir com mais zelo, e o medo, nesse caso, me protegia, mas, se eu deixasse, ele poderia me consumir, com pensamentos como: *Meu Deus, não posso dormir direito porque, se durante a noite o cateter virar, eu posso morrer...*

O medo, nesse caso, seria apenas a fagulha de uma fogueira que levaria a um pensamento catastrófico, mas eu escolhi ter agilidade emocional e usar o medo a meu favor, e não ser escrava dele.

A vida é um estar a partir do nosso ser, e cabe a você decidir quem deseja ser.

Reflexão

Muitas vezes, nos dias de dor, a fé me manteve viva. O desejo no coração de que a cura chegaria era abatido pelo desespero por causa da situação em que me encontrava. E, para seguir, eu precisava ter fé.

A fé, em prática, me fazia ver o que nem eu mesma acreditava que podia acontecer: a cura!

A fé tornava real o que tantas vezes era impossível. Eu via no sobrenatural o que meus olhos naturais apenas enxergavam de maneira embaçada. Eu não enxergava, mas pela fé via!

A fé, em prática, é a lente dos céus que nos faz ver, mesmo que no futuro ainda distante, mesmo que para a próxima geração, mesmo que não seja você a desfrutar das promessas – a fé nos faz crer e vencer!

Exercite a sua fé e veja o milagre acontecer!

Em poucas palavras...

Acredite pela fé: tudo pode mudar! *Ser abraçar pela fé é ter o poder de Deus agindo em você para vencer os desafios das dores na alma, no corpo e no espírito!*

Agora certamente você pode responder que aquilo que o sustenta nos momentos mais escuros de sua vida não é a garantia de que tudo vai bem, mas é a convicção de que Deus tem cuidado de você! E de que Nele você pode confiar e descansar seguro.

"Eu não tenho fé porque creio, eu creio, por isso tenho fé!"

Pastor Rafael Conrado

Lembre-se

"Ora, a fé é a certeza daquilo que esperamos e a prova das coisas que não vemos."

(Hebreus 11:1)

Epílogo

Eu poderia contar muitas outras histórias do sobrenatural que vivi com Deus. Tenho certeza de que você também poderá contar a sua! Observe a sua vida. Se você chegou até aqui, certamente vive o milagre da vida.

Quando leio a Bíblia hoje e me lembro do começo da caminhada e da minha busca em conhecer a Deus, percebo Seu cuidado em cada detalhe de minha vida. Deus se comunica conosco de maneira pessoal, autêntica e única.

Eu, que não acreditava nos dons do Espírito, passei a compreender que todo esse sobrenatural, todo esse lado espiritual é tão real quanto a constatação de que estamos vivos. Quando o Senhor diz que a bondade e a misericórdia nos seguirão todos os dias de nossa vida, é porque de fato assim é. A bondade extrema Dele, em tantas vezes que não conseguimos enxergar tudo aquilo que Ele nos presenteia dia após dia, o fato de estarmos vivos.

A bondade do senhor recai sobre nós a todo instante, sua misericórdia é grandiosa e infinita, e o amor Dele se manifesta de diversas formas. Se na minha história foi o câncer, na história de outras pessoas são tantos outros desafios, mas é com Ele que vencemos!

O milagre é a Sua graça sobre nós. O milagre é visto pelo amor derramado e estendido sobre a minha família, porque, quando eu não conseguia desempenhar o papel de mãe para os meus filhos, quando eu não tinha força para me sentar sequer para fazer uma tarefa com eles, quando eu não era esposa do meu marido, quando eu não era alguém para mim mesma, eu tinha um Deus que dizia que eu era tudo para Ele. E que Ele só precisava do meu coração aberto para fazer a obra completa.

Tudo que Deus começou em sua vida, Ele vai cumprir até o fim! Então eu entendi que o processo de dor gerado na caminhada de amadurecimento existe por um propósito muito maior do que a cura em si: é a Sua presença!

O meu milagre não foi a cura, não é estar viva. O meu milagre foi conseguir passar por toda essa situação não pela minha força, mas pela grandiosa graça Dele. Tive amigos mais chegados do que irmãos e que, nesse processo, carregaram a dor comigo, me ajudaram. Compreendi que ser magra, gorda, alta ou baixa: nada disso nos define! Eu entendi que, mais valioso do que juntar algo aqui nesta terra em que tudo é tão transitório e passageiro, é juntar tesouros na eternidade, onde a traça e a ferrugem não corroem! A dor nos promove! Os nossos valores passam a ser diferentes.

QUANDO O SENHOR DIZ QUE A BONDADE E A MISERICÓRDIA NOS SEGUIRÃO TODOS OS DIAS DE NOSSA VIDA, É PORQUE DE FATO ASSIM É.

Bondade

O câncer ressignificou não somente um momento importante na minha vida, mas toda a minha existência. E foi um novo começo, não de dor, mas sim de alegria. Não de tristeza, não de pranto. Mas de esperança naquilo que virá. Registro aqui essa história para que ela possa abençoar outras pessoas, no sentido de que, seja qual for o problema que elas estejam passando, lembrem-se sempre de que nós só conseguimos atravessar as adversidades da vida se estivermos firmados nas rochas de Cristo. Gostaria de orar por você que está lendo este livro e declarar a CURA sobre a sua vida!

Senhor Jesus, obrigada por tudo que fez por cada um de nós, por ser amor infinito e bondade que nos constrange! Eu oro em seu nome e, neste momento, declaro sobre a vida de cada pessoa que lê este livro a CURA! Senhor, que o seu bálsamo de refrigério, de paz, de amor, de esperança de fé renovada, seja derramado na porção necessária para que essa adversidade, senhor Jesus, pela qual essa pessoa está passando seja um degrau de crescimento, um degrau de um novo florescer. Porque, assim como Habacuque falou que não estava firmado naquilo que poderia ser feito, mas que ele simplesmente confiava em ti, Senhor, que seja derramada a questão de confiança, de permanecer fiel em ti, a despeito de qualquer circunstância, Pai, porque o Seu amor, Jesus, floresce em nós através da Sua graça. O Seu amor não nos falta nunca, Senhor.

Oh, Pai, obrigada! Obrigada porque as dores produzem lindos frutos na eternidade. Senhor, permita-nos contemplar a cada dia mais o Seu precioso agir porque, diante de um prognóstico ou diagnóstico, diante de algo que pensamos ser o fim, que haja, Senhor Jesus, um lindo recomeço. Obrigada pelo seu Espírito Santo que habita em nós, que age através de nós, que flui como consolo, Jesus, nos momentos em que pensamos que não vamos conseguir seguir adiante na jornada. Mas o senhor nos dá aquilo que nos é necessário, em amor, em graça e em misericórdia. Eu oro em nome de Jesus, declaro cura sobre a vida de cada pessoa que investiu seu tempo, sua vida e seu recurso lendo cada página deste livro, e eu Lhe agradeço, Senhor, pelo Seu infinito AMOR!

Espero que este livro seja um instrumento de cura na vida de muitas pessoas, que ele edifique sua vida e o fortaleça nas batalhas diárias. E que agora, ao chegar ao fim da leitura, você não somente tenha escutado falar de Jesus, mas que você possa se entregar a este amor e viver novas experiências com Ele!

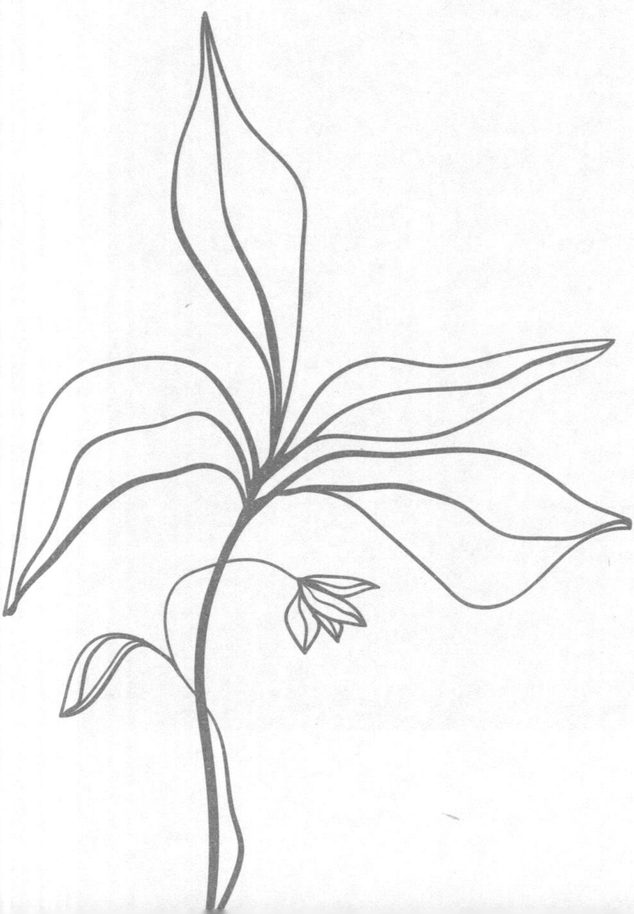

FOI UM NOVO COMEÇO, NÃO DE DOR, MAS SIM DE ALEGRIA. NÃO DE TRISTEZA, NÃO DE PRANTO. MAS DE ESPERANÇA NAQUILO QUE VIRÁ.

alegria

Este livro foi impresso
pela gráfica Edições Loyola
em papel pólen bold 70g
em agosto de 2021.